PFLEGE
LEICHT

Katja Pape-Raschen

100 Fragen zur Kommunikation mit Menschen mit Demenz

BRIGITTE KUNZ
VERLAG

Die Autorin:
Katja Pape-Raschen studierte Soziologie und soziale Verhaltenswissenschaften. Sie arbeitet seit vielen Jahren im Gesundheitsbereich und leitet derzeit eine stationäre Einrichtung für Menschen mit Demenz in Bremen.

Bibliografische Information der Deutschen Nationalbibliothek
Die Deutsche Nationalbibliothek verzeichnet diese Publikation in der Deutschen Nationalbibliografie; detaillierte bibliografische Daten sind im Internet über http://dnb.de abrufbar.

ISBN 978-3-89993-785-5 (Print)
ISBN 978-3-8426-8384-6 (PDF)

Nachdruck der 1. Auflage von 2012 (PoD)

Reihengestaltung:	Groothuis, Lohfert, Consorten | glcons.de
Satz:	PER Medien+Marketing GmbH, Braunschweig
Druck und Bindung:	Customized Business Services GmbH, im Auftrag der Zeitfracht GmbH, Erfurt

INHALT

DANKSAGUNG

Ich bedanke mich bei meinem Kollegen Markus Obach für die endlosen Diskussionen zu dem, was machbar ist und wünschenswert wäre, die letztendlich auch zu diesem Buch beigetragen haben, insbesondere die Faktoren der zugewandten Kommunikation haben sich daraus entwickelt. Mein ganz besonderer Dank gilt Meike Fiorucci für ihre Geduld, ihren Zuspruch, die vielen Ideen und die Korrektur des Buches. Claudia Flöer von der Schlüterschen Verlagsgesellschaft danke ich sehr für ihr Vertrauen, sich mit mir auf dieses Wagnis einzulassen.

VORWORT

»Zuhören ist sehr viel schwieriger, als gemeinhin angenommen wird; wirkliches Zuhören, wie die Meister es verstehen, bedeutet, uns selbst völlig loszulassen, alle Informationen, Konzepte, Vorstellungen und Vorurteile fallen zu lassen, mit denen unsere Köpfe so vollgestopft sind.« SOGYAL RINPOCHE

Kommunikation ist das wichtigste Gestaltungsmittel im Leben. Sie ist umfangreich, wortreich, gestenreich, theatralisch, emotional, klar, lyrisch – und störungsanfällig. Mithilfe unserer Worte, Gestik, Mimik und Körperhaltung können wir Menschen begeistern, zum Lachen bringen, verletzen, zu Tränen rühren oder zum Weinen bringen. Wir haben die Macht zu verbinden, zu trennen, zu beschützen oder zu entwürdigen.

Kommunikation ist das Hauptarbeitsmittel in der pflegerischen Betreuung. Das bedeutet nicht, dass pflegefachliches Wissen nicht notwendig ist, aber nichts geht ohne kommunikative Beziehungsgestaltung. Jenseits von »satt und sauber« kostet wertschätzende Betreuung vor allem Zeit und damit Geld. Es kann nicht ein Höchstmaß an Qualität, innovativen Konzepten gefordert werden ohne ausreichende, gut ausgebildete und angemessen entlohnte Betreuungskräfte! Perspektivisch kommt das Thema Demenz höchstwahrscheinlich auf viele von uns in naher oder ferner Zukunft zu. Die Wahrscheinlichkeit an Demenz zu erkranken, liegt für Frauen bei ca. 45 %. Wir sind somit die Pflegebedürftigen von morgen. Und so sollten wir auch den Umgang mit den Betroffenen von heute pflegen.

Kommunikative Kompetenz ist für Pflegekräfte so wichtig wie nie zuvor. Dieses Buch soll Ihnen Mut machen, ein gemeinsames Koordinatensystem für die Kommunikation zwischen Menschen mit Demenz und Betreuenden zu entwickeln.

In diesem Buch geht es um praktische Hilfen im Alltag. Zugewandte Kommunikation kann dabei eine große Hilfe sein. Es soll aber auch aufzeigen, dass vermeintlich schnelle Lösungen nicht immer gut sind. Manchmal lohnt sich der Aufwand, um für alle Beteiligten ein zufrieden stellendes Ergebnis zu bekommen.

Ich habe größten Respekt vor jedem, der sich auf die Betreuung von Menschen mit Demenz einlässt und hoffe, dass Sie für sich selbst und für die Ihnen anvertrauten Menschen mit Gelassenheit, Freude und Professionalität Ihren Alltag meistern.

Bremen, im Mai 2012 Katja Pape-Raschen

1 ALLGEMEINE GRUNDLAGEN ZUR KOMMUNIKATION UND INTERAKTION

1. Frage: Was bedeutet soziale Interaktion?

Soziale Interaktion bedeutet, miteinander in Kontakt zu sein. Wir bewegen uns in einer Gesellschaft, in der wir uns verständigen müssen und dazu haben wir uns auf Sprachen, Gesten und Symbole geeinigt. Miteinander zu agieren gehört zum Familienalltag wie zum Berufsalltag. Wir betreten mit einem Gruß den Bäckerladen, bestellen die Brötchen, tauschen uns mit der Verkäuferin über das Wetter aus und verlassen mit ein paar freundlichen Abschiedsfloskeln den Laden. Das sind Interaktionen, die uns als soziale Wesen ausmachen.

Wir kontaktieren Andere, um Wichtiges oder Unwichtiges, Fakten und Anekdoten mitzuteilen, um unsere Emotionen zu beschreiben, um Fragen zu stellen oder Meinungen auszutauschen. Wir wollen Andere beeinflussen, erfreuen, überzeugen oder besänftigen. Wir wollen etwas erreichen oder vermeiden und unseren Gefühlen Ausdruck verleihen. Dieser Ablauf ist zum einen etwas Existenzielles und zum anderen für die größte Selbstverständlichkeit der Welt. Er ist verbunden mit vertrauten Situationen und selbstverständlichen Erwartungen an die Gesprächsteilnehmer. Erst wenn es zu Missverständnissen oder Unklarheiten gekommen ist, grübeln wir über eine Gesprächssituation und die wechselseitige Beziehung nach.

Definition

Soziologisch definiert man soziale Interaktion als »die durch Kommunikation (Sprache, Symbole, Gesten usw.) vermittelten wechselseitigen Beziehungen zwischen Personen und Gruppen und die daraus resultierende wechselseitige Beeinflussung ihrer Einstellungen, Erwartungen und Handlungen.«[1]

[1] Badura 1971, S. 79

Das heißt, wir treten mit unterschiedlichen Formen der Kommunikation miteinander in Kontakt. Dieser Kontakt beeinflusst unser Handeln und wir beeinflussen ebenfalls den Anderen mit unserem Handeln. Ein Beispiel: Sie sprechen Ihren Vorgesetzen beiläufig auf irgendetwas Belangloses an und erkennen sofort an seiner Mimik und Lautstärke, dass er gereizt ist. Wahrscheinlich werden Sie jetzt nicht nach der Gehaltserhöhung fragen, obwohl Sie sich das vorgenommen hatten. Der Ablauf der Interaktion hat also Einfluss auf Ihr Handeln.

2. Frage: Warum kommunizieren Menschen miteinander?

Menschen kommunizieren miteinander, um in Kontakt zu treten. Über diesen Kontakt teilen wir Gefühle, Sachinhalte und Empfindungen mit. Wir fragen, stellen Vermutungen an, lassen uns unsere Empfindungen bestätigen oder lachen über gemeinsam Erlebtes. Um diese Palette von Informationen und Sinn zu vermitteln, benutzen wir Werkzeuge. Zu diesen Werkzeugen gehören die Sprache, die Stimme, mal laut, mal leise, aufgeregt, flüsternd und Gestik, Mimik und Körperhaltung. Eine hochgezogene Augenbraue, ein freundliches Lächeln oder verschränkte Arme sind ebenso deutliche Zeichen wie es Worte sind.

3. Frage: Was geschieht, wenn zwei Menschen in Kontakt treten?

In Sekundenschnelle registrieren wir die einzelnen Komponenten zu Beginn eines Kontaktes. Wir suchen Blickkontakt, forschen nach Zeichen der Zuneigung oder Abneigung, richten unsere weiteren Handlungen darauf aus. Wenn Sie z. B. Ihre Nachbarin bitten möchten, sich während des Urlaubs um die Blumen zu kümmern, werden Sie versuchen, einen günstigen Moment zu finden. Sie beobachten dabei ihre Mimik: Schaut sie grimmig, klingt ihre Stimme gereizt, dann werden Sie Ihr Anliegen wahrscheinlich verschieben. Lächelt sie aber und erzählt unbeschwert über Begegnungen des Tages, schätzen Sie die Situation wahrscheinlich positiv ein und rechnen sich Chancen auf einen positiven Abschluss Ihres Wunsches aus.

Das Zusammentreffen zweier Menschen ist also verbunden mit dem Senden und Dechiffrieren von Signalen, verbalen und nonverbalen. Stimme, Körperhaltung, Handbewegungen, Mimik geben Hinweise auf Empfindungen. Genauso senden wir Signale aus, die der Andere empfängt und auswertet. Die Auswertung erfolgt natürlich nach subjektiven Gesichtspunkten. Die Nachricht kann durchaus anders gemeint gewesen sein als sie bei uns angekommen ist.

Wir kommunizieren immer, ob bewusst oder unbewusst, verbal oder nonverbal. Auch Schweigen vermittelt eine Botschaft. Wir verhalten uns also immer kommunikativ (vgl. Watzlawick u.a. 1972).

Die Wahrscheinlichkeit, dass Ihr Gegenüber den Sinn Ihrer Worte so interpretiert, wie Sie sie gemeint haben, ist gar nicht so hoch. Wenn Sie über das Wetter reden, mag das noch gut funktionieren, aber je komplexer der Sachverhalt wird, desto störungsanfälliger werden die Interaktion und die Kommunikation. Da der Sinn einer Botschaft immer beim Empfänger entsteht, sollten Sie möglichst deutliche Signale senden. Denn wenn der Andere Sie nicht verstehen kann oder will, werden alle Verständigungsbemühungen fruchtlos enden. Entscheidend ist also nicht, was A gesagt hat, sondern was B verstanden hat!

Neben dem Austausch von verbalen und nonverbalen Mitteilungen gibt es weitere Aspekte in einer Kommunikation. Einer ist der Wunsch, verstanden zu werden. Wir brauchen Sicherheit im Kontakt und suchen dazu nach gemeinsamen Regeln. Sprechen wir dieselbe Sprache? Haben wir einen ähnlichen Humor? Verfolgen wir das gleiche Ziel?

Wir verstehen nicht nur Wörter, sondern erkennen auch die Bedeutung des Gesagten. Wenn ich sage: »Mein Mann trägt eine Fliege«, dann ist jedem klar, dass er kein Insekt auf der Hand trägt, sondern eine Art Krawatte um den Hals. Wenn aber jemand sagt, er warte auf der Bank auf mich, werde ich vielleicht nachfragen müssen, ob er das Geldinstitut oder die Sitzgelegenheit meint. Aus dem sprachlichen Kontext heraus lässt sich zumeist interpretieren, was gemeint ist. Das bedeutet kommunikative Interaktion: Verstehen, erkennen und reagieren. Dieses System von Verhaltensregeln für die Orientierung und Verständigung im kommunikativen Alltag lernen wir von Kindesbeinen an.

Aus der Vielzahl der Eindrücke und Signale lässt sich erahnen, wie störungsanfällig Kommunikation sein kann und wie viel Interpretationsspielraum vorhanden ist, aber auch wie ungemein wichtig und existenziell sie ist. Was passiert, wenn die Gesprächspartner nicht auf gleicher Wellenlänge sind, wenn die Sprachen nicht zueinander passen oder die Bedürfnisse entgegengesetzt sind? Das kann zu Unsicherheit und Irritationen führen. Zumindest verlangt eine solche Situation ein hohes Maß an Klarheit und deutlicher Kommunikation, um Fehldeutungen zu vermeiden oder Missverständnisse zu vermeiden.

4. Frage: Was macht eine gelungene Kommunikation aus?

Als gelungen würden wir vielleicht eine Situation bezeichnen, in der in entspannter Atmosphäre, in lockerer Körperhaltung Informationen ausgetauscht werden und sich alle Gesprächsteilnehmer angenommen, verstanden und wohl fühlen. Das Gespräch verläuft respektvoll und wertschätzend, sodass sich alle Gesprächspartner ungezwungen äußern können. Aber auch eine Diskussionsrunde, in der Meinungen ausgetauscht werden, kann als gelungene Debatte empfunden werden. Engagiert, aber höflich werden Pro und Contra ausgetauscht, man kann vielleicht über die eine oder andere Bemerkung schmunzeln und ist bereit, die Meinung des anderen gelten zu lassen, vielleicht sogar sich überzeugen zu lassen. Sicherheit und Verständnis sind somit wichtige Säulen einer Interaktion.

Wann ist eine Kommunikation gelungen?

- Wir sprechen eine Sprache und verstehen uns.
- Beide Seiten erkennen den Mitteilungsinhalt der Nachricht.
- Wir interpretieren z. B. Gestik und Mimik wie sie gemeint sind.
- Wir nehmen identisch wahr z. B. Ironie, Humor, Ernsthaftigkeit.

In einer gelungenen Kommunikation nutzen wir ein gemeinsames Koordinatensystem. A gibt eine verbale Information verbunden mit nonverbalen Signalen, die von B sowohl akustisch als auch inhaltlich verstanden wird. A und B widmen sich gegenseitig die Aufmerksamkeit, die notwendig ist, um dem Informationsaustausch folgen zu können. So ist die Wahrscheinlichkeit, sich erfolgreich im Koordinatensystem »Kommunikation« zu bewegen, sehr groß.

Für eine stimmige Kommunikationssituation sollten Sie den Ort des Austausches nicht vernachlässigen. Ist der Platz angemessen für das, was Sie mitteilen möchten? Sie werden Ihrem Chef sicherlich nicht auf dem Betriebsfest sagen, dass Sie kündigen …

5. Frage: Was bedeutet Sprache im Kommunikationsprozess?

Sprache ist das wichtigste Hilfsmittel in der Kommunikation. Mit ihrer Hilfe beschreiben wir Zukunft, Vergangenheit, Gefühle, Formen, Zustände und Geschmack. »Mithilfe der Sprache werden Erlebniswelten organisiert, formuliert und kommuniziert.«[2] Die Sprache lebt von Adjektiven, die beschreiben, wie groß, klein, farbig oder dunkel etwas ist. Oder ob ein Ort verwinkelt, belebt oder abgeschieden ist; ob der Film langweilig, spannend oder informativ war.

Sprache bietet die Möglichkeit für die genaue Beschreibung eines Sachverhaltes, eines Gegenstandes oder der emotionalen Lage, in der man sich befindet. Man kann Wünsche äußern oder den Blick auf ein Kornfeld im Wind beschreiben. Mit Worten lässt sich unsere Welt in all ihren Formen und Farben darstellen. Unsere Umwelt ebenso wie unsere Gefühlswelt. Wir sind völlig begeistert oder total traurig, restlos zufrieden oder schwer enttäuscht. Für den Kommunikationsprozess ist es wichtig, dass beide Gesprächspartner die Sprache des anderen verstehen.

Eine bedeutende Rolle bei der Vermittlung verbaler Nachrichten hat natürlich die Stimme. Aus Stimme und Tonlage lassen sich Hektik, Wut, Stress oder Maßregelung ebenso heraushören wie Zugewandtheit, Zärtlichkeit, Ruhe und Gelassenheit. Mit dem Klang der Stimme und der Betonung eines Wortes lässt sich ein freundlicher Gruß oder auch ein Befehl formulieren.

Tonfall und die Lautstärke können über Nähe oder Distanz entscheiden. Mimik und Gestik verstärken natürlich eine Mitteilung, aber am Telefon reichen Wortwahl und Stimmlage, um Sympathie oder Antipathie zu vermitteln. Es ist ein Unterschied, ob eine Mutter ihr Kind zärtlich tröstet oder im Kasernenhofton Befehle weitergegeben werden. Die Verbindung von

2 Badura 1971, S. 79

Stimme und Sprache kann einschüchtern oder beschützen, Angst verbreiten oder für Vertrauen werben.

6. Frage: Was bedeutet Körpersprache?

Die Signale, die wir mithilfe unseres Körpers aussenden, sind ebenso deutlich wie unsere verbale Ausdrucksweise. Unserer Mimik ist anzusehen, ob wir etwas eklig oder niedlich finden. Wenn uns jemand den Arm um die Schultern legt, kann das eine freundschaftliche oder tröstende Geste sein, aber auch Überlegenheit demonstrieren. Eine ausgestreckte, geöffnete Hand ist ein Begrüßungssymbol, das Offenheit symbolisiert. Anderseits wissen wir selbst, wie unangenehm es sein kann, wenn jemand vor uns steht, einen Kopf größer ist, mit den Händen heftig gestikuliert und mit lauter Stimme spricht. Wir fühlen uns unwohl, vielleicht sogar bedroht. Ganz anders sieht es aus, wenn jemand auf Augenhöhe ist, freundlich lächelt, die Arme locker am Körper hält und mit ruhiger, mittellauter Stimme spricht.

Wir können körperlich mit einer »Gänsehaut« reagieren oder es schüttelt uns, weil uns etwas erschaudern lässt. Solche körperlichen Reaktionen finden ihr Echo in unserer Mimik und unseren Augen. Es gibt also Reaktionen, die instinktiv passieren und die wir kaum bewusst beeinflussen können.

Körpersprache, der nonverbale Teil der Botschaft, muss mit dem verbalen Teil zusammenpassen, ansonsten sorgt die Differenz für Verwirrung. Wenn jemand mit verschränkten Armen vor mir steht und mit zitternder Stimme sagt, er sei ganz entspannt, dann stimmt etwas nicht mit dem Gesamtbild und das verunsichert mich.

Unser Körper spricht eine eigene Sprache. Diese Körpersprache ist ein eigener, selbstständiger Teil der Kommunikation, der nicht nur als Ergänzung zur verbalen Sprache dient.

Das Interessanteste aber ist, dass wir diesen nonverbalen Teil der Kommunikation nicht einfach abstellen können. Wahrscheinlich haben Sie sich schon mal über einen Menschen gewundert, der allein im Auto sitzt und wild gestikuliert, den Kopf schüttelt oder sich die Haare rauft. Der Mensch wird über eine Freisprechanlage telefonieren und wir wissen alle, er selbst eingeschlossen, dass sein Gesprächspartner die Gestik und Mimik nicht wahrnehmen kann, aber abstellen kann er sie nicht.

7. Frage: Was ist die Kommunikationstheorie von Watzlawick?

Paul Watzlawick war ein Psychologe, der sich mit der menschlichen Kommunikation beschäftigte. Sein wohl bekanntester Satz lautet: »Man kann nicht nicht kommunizieren.«[3] Was bedeutet das? Mit allem, was man sagt, nicht sagt oder in Gesten und Mimik ausdrückt, teilt man sich mit. Jedes Verhalten ist kommunikativ, hat also Mitteilungscharakter. Unabhängig davon, ob geredet wird oder nicht.

Wenn Sie sich in einem Gespräch unwohl fühlen, beginnen Sie eventuell, sich zu räuspern, auf dem Stuhl herumzurutschen, ihre Hände zu kneten oder dergleichen. Auch ohne Worte teilen Sie ihrem Gegenüber also mit, dass etwas nicht stimmt. Wenn Sie nicht gerade ein professioneller Pokerspieler sind, teilen Sie Ihren Gemütszustand und Ihre Empfindungen immer irgendwie mit, bewusst und unbewusst.

8. Frage: Warum ist die »klientenzentrierte Gesprächsberatung« nach Rogers hilfreich?

Carl Rogers war amerikanischer Psychologe und Psychotherapeut und erarbeitete für die Gesprächsführung den »klientenzentrierten Ansatz«. Rogers entwickelte sogenannte Therapeutenvariablen. Naomi Feil und Tom Kitwood greifen auf die Gedanken von Rogers zurück, wenn sie die empathische Grundhaltung als Basis für alle pflegerischen oder betreuenden Tätigkeiten bezeichnen. In der therapeutischen Arbeit zählen für Rogers die Einmaligkeit des Individuums und die Begegnung mit allen Sinnen. Um für Signale offen zu sein, benennt Carl Rogers drei wichtige Variablen für die Beratung:

1. Empathie: einfühlendes Verstehen, bei dem wir den Zustand des Anderen in seinem Bezugsrahmen wahrnehmen und nachvollziehen. »Du bist für den anderen in seiner inneren Welt ein vertrauter Gefährte.«[4]
2. Wertschätzung: vorurteilsfreie Akzeptanz, indem wir den anderen Menschen akzeptieren, ohne ihn zu bewerten und zu beurteilen.

---

[3] vgl. Watzlawick u. a. 1972
[4] Biermann-Ratjen 1989, S. 14

3. Kongruenz: die »Echtheit« des Beraters. Wenn sich unser Gegenüber verzweifelt bemüht, freundlich zu sein, merken wir das. Oder wir wirken verkrampft und »unecht«, wenn wir Empfindungen heucheln, die nicht da sind.
4. Diese Variablen sind auch im pflegerischen Alltag sehr hilfreich. Unser Verständnis für die Situation eines kranken Menschen ist ebenso notwendig wie unsere Bereitschaft, ihn trotz aller Dysfunktionen zu respektieren, zu wertschätzen und ehrlich mit ihm umzugehen.

2 DEMENZ UND DIE KONSEQUENZEN FÜR DEN KOMMUNIKATIONSPROZESS

Im ersten Kapitel haben wir festgestellt, wie selbstverständlich der komplizierte Mechanismus der Kommunikation funktioniert. Was aber passiert, wenn dieser Prozess durch eine kognitive Erkrankung beeinflusst oder gestört wird? Wie wirkt sich eine Demenz auf die Kommunikation aus?

9. Frage: Welche Formen von Demenz gibt es?

Demenz ist eine Erkrankung, die sich durch eine fortlaufende Verschlechterung des geistigen Zustandes auszeichnet. Die primären Demenzen treten am häufigsten auf. Zu ihnen gehören neurodegenerative Formen wie Demenz vom Typ Alzheimer, frontotemporale Demenz oder Levy-Body-Demenz, aber auch vaskuläre Demenzformen sowie die Multiinfarkt-Demenz und die Korsakow-Demenz.

Je nach Demenzform sind die Krankheitsverläufe und damit die Ausfälle sehr unterschiedlich. Die Veränderungen können das Verhalten betreffen, auf jeden Fall aber die Sprach- und die Alltagskompetenz. Die Reaktionen auf die Defizite können sehr unauffällig verlaufen, aber auch individuell sehr unterschiedlich und dabei von depressivem bis zu aggressivem Verhalten reichen.

Kompetenzeinbußen im 1. Stadium

Im Anfangsstadium sind die Symptome häufig nicht sofort zu erkennen. Leichte Vergesslichkeit, Überforderung, Unsicherheit und Konzentrationsschwäche schleichen sich ein. Das führt oft zu einem Rückzug aus dem sozialen Umfeld, da das Vergessen als peinlich empfunden wird. Auch das Beschuldigen Anderer, um die eigenen Schwächen zu kompensieren, gehört zu diesem Stadium der Erkrankung. Der Betroffene erlebt seine Fehlleistungen bewusst mit und reagiert verunsichert, wütend, verzweifelt, depressiv oder verängstigt. Erschwerend kommt hinzu, dass er wegen seiner kognitiven Veränderungen nicht mehr in der Lage ist, die Bedürfnisse und Empfindungen von anderen, auch nahe stehenden Menschen, zu erkennen.

Kompetenzeinbußen im 2. Stadium

Bei einer mittelschweren Demenz kommt es zu deutlichen zeitlichen und örtlichen Orientierungsstörungen, auch in der vertrauten Umgebung. Komplexe Handlungsaufträge können nicht mehr komplett ausgeführt werden, da die Handlungsketten nicht mehr vollständig vorhanden sind. Neue Informationen werden nur kurzfristig behalten. Im Gespräch erlangen Stimme, Gestik und Mimik für den Betroffenen an Bedeutung, denn sein Verständnis für den Sinn der Sprache schwindet. Schon das Sprachtempo einer einzelnen Person und die diversen Informationen, die in einem Satz enthalten sind, überfordern und können kaum verarbeitet werden. Das zeigt sich z. B. auf Feierlichkeiten, wenn mehrere Personen gleichzeitig reden. Viel zu viele Informationen werden in zu kurzer Zeit weitergegeben, die vom Erkrankten gar nicht verarbeitet werden können und ihn vollständig überfordern.

Der Mensch mit Demenz entwickelt Persönlichkeitsveränderungen und Unruhe wie ständiges Nesteln an der Kleidung, an der Handtasche oder an der Tischdecke. Verkennungen können ebenfalls auftreten: Das bedeutet, dass z. B. die Tischdecke für eine Serviette gehalten wird oder die Blumenvase als Trinkgefäß angesehen wird. Sinnestäuschungen wie weiße Mäuse unterm Bett, können ebenfalls auftreten. Reizüberflutungen, hervorgerufen durch viele Menschen und Stimmen oder Lärm führen schnell zu Unwohlsein und Aggression. In dieser Phase werden der eigene Zustand nicht mehr wahrgenommen und die eigenen Fähigkeiten fehl interpretiert. Die Reaktion auf Ereignisse, Überforderungen oder Stimmungen sind direkt und spontan. Das bedeutet für Betreuende, dass es zu emotionalen Reaktionen kommen kann, die nicht vorhersehbar und auf den ersten Blick auch nicht nachvollziehbar sind. So widersprüchlich das Verhalten auch sein mag, das Bedürfnis nach sozialem Kontakt, Selbstbestimmung und Unabhängigkeit bleibt lange erhalten.

Kompetenzeinbußen im 3. Stadium

Im weit fortgeschrittenen Stadium nehmen die körperlichen Fähigkeiten stark ab. Die Sturzgefahr durch Koordinationsprobleme wächst und motorische Unruhe wie zielloses Gehen und Greifen, nimmt zu. Vertraute Personen werden nicht mehr erkannt. Die Nahrungsaufnahme wird schwierig bis unmöglich, da Schluckstörungen auftreten können. Ein weiteres Problem ist, dass die Nahrung im Mund behalten und erst später abgeschluckt wird. Daraus kann sich leicht eine Erstickungsgefahr entwickeln, wenn keine

Betreuungskraft vor Ort ist, um aufzupassen. Besonders in dieser letzten Phase, die bis zur völligen Immobilität führen kann, ist der Betroffene auf eine respekt- und würdevolle Betreuung angewiesen.

So individuell wie jeder Mensch sind auch der Verlauf und die Ausprägung einer Demenzerkrankung. Bei einer vaskulären Demenz ist der Verlauf anders als bei einer Alzheimer Demenz. Die Dauer der unterschiedlichen Stadien ist ebenfalls ungewiss. Man geht durchschnittlich von drei Jahren pro Krankheitsphase aus. Es kann aber auch einen sehr langsamen Verlauf der einzelnen Stadien geben und damit ein langsames Fortschreiten der Erkrankung oder eine einzelne Phase in rasantem Tempo, während alle anderen Stadien deutlich länger dauern.

10. Frage: Unterscheidet sich die kommunikative Kompetenz in den einzelnen Krankheitsphasen?

Die Grundlage der Kommunikation, nämlich eine Nachricht zu senden, die vom Empfänger verstanden wird und auf die er reagiert, gelingt mit dem Beginn einer demenziellen Erkrankung nicht mehr fehlerfrei. Die notwendigen Leistungen des Gehirns zum Empfangen, Verarbeiten und Reagieren auf eine Botschaft sind gestört. In den einzelnen Phasen verschlechtern sich diese Fähigkeiten zunehmend und führen zum fast vollständigen Erliegen der Sprachfähigkeit, wobei sich das auf den Sachinhalt der Nachricht beschränkt. Der Beziehungsaspekt bleibt weiter existent. Das heißt: **Was** gesagt wird, ist nicht mehr so entscheidend wie das **Wie**. Bestimmte Kommunikationsregeln wie z. B. dass auf eine Frage eine Antwort folgt, bleiben ebenfalls sehr lange bewusst und bieten eine gute Voraussetzung für gemeinsame Interaktionen.

Im 1. Stadium ist verbale Verständigung gut möglich. Witz und Ironie werden weiterhin verstanden und der Wortschatz ist noch relativ umfangreich. Wortfindungsstörungen können mit Umschreibungen und Konfabulieren (Ausfüllen der Gedächtnislücken mit in dem Zusammenhang falschen oder ausgedachten Behauptungen) kompensiert werden. Bis zum Ende des Satzes kann es passieren, dass der Satzanfang vergessen wurde und es somit zu unpassenden Satzzusammenhängen kommt. Das Verständnis für Gehörtes ist weitestgehend vorhanden.

Im 2. Stadium wird das Verständnis für das Gehörte schlechter. Die sprachliche Verständigung wird durch den geringer werdenden Wortschatz und die mangelnde sprachliche Ausdrucksfähigkeit immer schlechter. Mimik und Gestik gewinnen jetzt immer mehr an Bedeutung.

Im 3. Stadium verschwindet die Sprache bis auf einzelne Silben oder Wörter fast völlig. Im Kontakt sind jetzt die Stimme und ein freundlicher Tonfall wichtig sowie eine ruhige Gestik, um nicht zu erschrecken. Die Vermittlung von Wohlbefinden und Sicherheit steht im Mittelpunkt der Betreuung.

Die gesamte Bandbreite des kommunikativen Abbaus bewegt sich von Wortfindungsstörungen und Aphasie über Fabulieren, Vulgärsprache bis zu völliger verbaler Sprachlosigkeit. Was davon letztendlich in welcher Ausprägung auftritt, hängt vom individuellen Krankheitsverlauf und von der Form der Demenzerkrankung ab.

11. Frage: Was bedeutet Kommunikation für Menschen mit Demenz?

Kommunikation ist ein Grundbedürfnis des Menschen, ob gesund, krank oder mit Handicap. Miteinander zu kommunizieren, ob verbal oder nonverbal, ist für die meisten Menschen lebenswichtig. Über Kontakte mit anderen Personen nimmt man am gesellschaftlichen Leben teil und ist damit nicht isoliert. Dieses Band über die Interaktion darf auch oder gerade in der Erkrankung nicht abreißen.

Der Wunsch, zu kommunizieren und verstanden zu werden, gilt für Betreuende wie für Menschen mit Demenz. Betreuende müssen angepasst an die Situation, in der die Handlung erfolgt und angepasst an das Stadium der Demenz, kommunizieren. Wir teilen z. B. ein Anliegen mit wie »Bitte ziehen Sie die Bluse an« und hoffen, dass der Bitte Folge geleistet wird. Mit fortschreitender Demenz kann das aber nicht mehr selbstverständlich umgesetzt werden. Dazu braucht es diverse Voraussetzungen und Handlungsabläufe, die so nicht mehr automatisch gegeben sind. Der Betreffende muss wissen, was eine Bluse ist und was Anziehen bedeutet. In diesem Fall, dass der rechte Ärmel des Kleidungsstücks über den rechten Arm gezogen werden muss und für die linke Seite ebenso. Ein Handlungsablauf, der Wissen und Koordination erfordert, also sehr komplex ist. In solch einem Fall müssen die Handlungshilfen kleinschrittig sein oder pantomimisch unterstützt werden.

»Demenzkranke Menschen brauchen und genießen Gespräche dann, wenn sie entsprechend gestaltet sind.«[5] Für die Kommunikation des Betreuenden bedeutet das, den Hilfebedürftigen durch die Handlung zu begleiten und zu leiten, je nach individueller Situation und Bedürfnissen.

Was passiert, wenn keine adäquate und situationsangepasste Kommunikation erfolgt? »Das Reißen der Fäden, der Abbruch der sprachlichen Kontakte, ist … eine Gefahr.«[6] Diese Gefahr gilt es abzuwenden, um eine drohende Isolation zu verhindern. Wenn Sie jemanden ignorieren, weil Sie ihn nicht verstehen oder weil Sie in Eile sind, dann behandeln Sie ihn respektlos. Sagen Sie, dass Sie keine Zeit haben oder nicht wissen, was er ihnen zu sagen versucht. Das wird nicht immer auf Verständnis treffen, ist aber höflicher und ehrlicher, als ohne Reaktion weiterzugehen.

Auch die pflegerische Betreuung sollte nie schweigend vonstatten gehen kann. Geben Sie immer Informationen zu dem, was Sie tun; möglichst klar, kurz und präzise formuliert. Dann kann der Mensch mit Demenz sie umsetzen und ihm bleiben unangenehme oder peinliche Situationen erspart. Also nicht: »Essen Sie bitte den Teller leer«, sondern »Bitte essen Sie den Rosenkohl auf dem Teller vor ihnen auf.«

Sie dürfen nicht verlernen, sich auf andere Menschen einzulassen, auch wenn das Zeit und Energie kostet. Mithilfe ihrer Art zu kommunizieren geben Sie dem kognitiv veränderten Menschen eine Chance, aktiv im Gespräch zu bleiben, seine Meinung zu äußern und stärken sein Selbstwertgefühl.

12. Frage: Gibt es eine Verbindung zwischen Kommunikation und Beziehung?

Ja, sogar eine sehr große. Kommunikation dient der Beziehungsstärkung und -pflege. Eine Beziehung entsteht erst mithilfe von Kommunikation. Man nimmt Kontakt auf, wahrscheinlich zunächst Blickkontakt, dem folgt gestischer Kontakt mittels einer dargereichten Hand und dann spricht man

5 Wojnar 2007, S. 89
6 Berger & Luckmann 1994, S. 165

sich mit Begrüßungsformeln an. Wir wollen jemanden kennen lernen, einen Kontakt wieder auffrischen oder in eine Diskussion gehen. Wir wollen Wünsche vorbringen, unsere Meinung sagen, jemanden trösten oder gemeinsame Erinnerungen austauschen. Wir wollen verstanden werden, sowohl mit der Kritik, die wir vermitteln, als auch mit dem Lob, mit den Gefühlen, die wir mitteilen und denen, die wir den Anderen spiegeln. Das alles dient dem Aufbau oder dem Erhalt einer Beziehung und lässt einen Kontakt zur Begegnung werden.

Man geht davon aus, dass über die Sprache nur ca. 10 % einer Botschaft vermittelt werden. Der weitaus größere Teil wird über Körpersprache dargestellt. Allein der Klang der Stimme, die Wärme in der Stimme, sorgt für ein Signal der Zugewandtheit und der Freundlichkeit. Wenn Sie mit einem freundlichen Lächeln auf einen Menschen zugehen, ihm die Hand reichen, sich mit normaler Lautstärke nach seinem Befinden erkundigen, haben Sie viel für eine positive Beziehungsgestaltung getan. Das ist zugewandte Kommunikation. Dies bedeutet, im wahrsten Sinne des Wortes, sich einer Person zuzuwenden, also mit den Augen und dem Körper und mit ihr zu kommunizieren.

In der Interaktion mit kognitiv beeinträchtigten Menschen müssen unterschiedliche Schwerpunkte bei den Kommunikationsformen und Beziehungsmuster ausgehandelt werden, aber es gibt keine grundsätzlich andere Art des Umgangs.

Zum Krankheitsbild der Demenz gehört es, dass ein Austausch von Informationen aufgrund mangelnden Verständnisses kaum noch oder gar nicht mehr möglich ist. Trotzdem müssen natürlich Informationen vermittelt werden. Die Betreuung eines kognitiv beeinträchtigten Menschen muss mit Sprache begleitet werden, unabhängig davon, ob er darauf adäquat reagieren kann oder nicht. Nichts belastet eine Beziehung mehr als Sprachlosigkeit.

Wenn wir davon ausgehen, dass jeder Botschaft ein Sachinhalt und ein Beziehungsaspekt zugrunde liegen, hat sich in der Demenz der Schwerpunkt deutlich in Richtung Beziehungsaspekt verschoben. Es ist nicht so wichtig, was Sie mitteilen, sondern wie Sie die Nachricht transportieren.

Wenn Sie einen Verbandswechsel durchführen müssen, sind die sachlichen Informationen um die medizinische Notwendigkeit nicht entscheidend. Wichtig ist, dass die Tätigkeit vorbereitet wird. Sagen Sie also, dass Sie sich jetzt um das rechte Bein kümmern werden, berühren Sie dabei das

Bein an der entsprechenden Stelle und beschreiben Sie alle weiteren Handgriffe. Sagen Sie, dass sich die Salbe gleich kalt anfühlt oder das Abziehen des Pflasters ziepen wird. Nehmen Sie dabei die Gefühle des Betroffenen auf. Zuckt er, erschreckt er sich oder reagiert er stöhnend? Beruhigen Sie, trösten Sie und machen Sie Mut. Verfallen Sie nicht in eine Kindersprache, sondern berücksichtigen Sie, dass der Betroffenen nicht mehr weiß, dass das Entfernen eines Pflaster schmerzen kann und die Handlungen, die er nicht sehen kann, weil sie am Rücken stattfindet, ihm Angst machen. Geben Sie ihm durch ruhige Worte Sicherheit und Trost. Ihre Zuwendung, Ihre Aufmerksamkeit und Ihre Berührungen sind die kommunikative Verbindung. Dabei ist Ihr Einfühlungsvermögen Ihre wichtigste Fähigkeit.

13. Frage: Was sind Putzgespräche?

Zur Beziehungsgestaltung dienen unter anderem sogenannte »Putzgespräche«. Der Zoologe Desmond Morris verglich in seinem Buch »Der nackte Affe« (1999) das gegenseitige Lausen der Affen untereinander mit menschlichem Kommunikationsverhalten. So wie das Lausen der Kontaktpflege dient, nutzen Menschen belanglose Gesprächsthemen. Damit demonstrieren wir eine friedliche Gesinnung und die Zugehörigkeit zu einer bestimmten Gruppe. Sätze wie »Guten Tag!«, »Sehr erfreut!«, »Schönes Wetter heute!«, oder sogar inhaltsleere Ausdrücke wie »Hoho!«, sind weitgehend ritualisiert, werden überwiegend automatisch hervorgebracht und dienen zur Aufrechterhaltung des zwischenmenschlichen Kontakts oder Zusammenhalt einer Gruppe.«[7]

Putzgespräche dienen der Beziehungspflege. Es geht nicht um die Vermittlung von Informationen, sondern um die Signalisierung von Zusammengehörigkeit. Es geht auch nicht um den Wahrheitsgehalt einer Antwort, sondern um eine Art Ritual zu Beginn oder zum Ende eines Kontaktes. Belanglose Gespräche bieten also eine ausgezeichnete Möglichkeit für den Kontaktaufbau und zwar auch kognitiv beeinträchtigten Menschen, da sie ihnen aus ihren Handlungsabläufen vertraut sind. So kann jemand auf ein einfaches »Guten Morgen, gut geschlafen?«, relativ entspannt reagieren. Es handelt sich um gängige Fragen, bei denen man nicht lange überlegen muss.

[7] Wojnar, 2007, S. 90f

14. Frage: Wirkt sich die Sprachlosigkeit eines Menschen mit Demenz auf sein Verhalten aus?

Die zunehmende Veränderung und Verschlechterung der Fähigkeiten, sich auf dem üblichen Weg zu verständigen, kann traurig, aggressiv oder apathisch machen, je nach Temperament und Persönlichkeit. Das Selbstwertgefühl schwindet durch die Unsicherheit, die Verwirrtheit und das innere Chaos. Ein Mensch mit Demenz verliert alles, was seinem Leben Sicherheit gegeben hat. Er muss sich komplett neu definieren und das mit schwindender kognitiver Leistungsfähigkeit. Mit jedem Verlust einer Fähigkeit erfolgen eine eigene Reaktion und eine Reaktion der Umwelt auf die veränderte Situation. Wenn jemand z. B. ständig etwas verlegt und andere des Diebstahls beschuldigt, werden andere im günstigsten Fall nur ungehalten reagieren. Es kann aber auch zu heftigen Auseinandersetzungen oder zum Rückzug des Freundes/Angehörigen/Nachbarn führen.

Das Gefühl zu versagen, nicht mehr alltagstauglich zu sein, hört nicht einfach auf, nur weil der demenzielle Abbau zunimmt. Das Fatale an der Situation ist, dass die Gefühle bleiben, aber nicht mehr formuliert werden können. Diese suchen sich dann auf nonverbaler Ebene einen Weg, um sich zu zeigen. Das kann ein Rückzug aus dem sozialen Leben sein, große Traurigkeit oder zunehmende Aggressivität gegenüber den Mitmenschen.

15. Frage: Was bedeuten Fragen für einen Menschen mit Demenz?

Fragen werden in den verschiedenen Modellen zum Umgang mit Menschen mit Demenz unterschiedlich bewertet. Es gibt Modelle, in denen Fragen ein elementarer Bestandteil sind, und andere, in denen sie als deplatziert gelten.

Fragen gehören zu unserem Alltag dazu. Es wäre lebensfremd, einem Gegenüber nur Informationen zu geben, ohne sich selbst nach irgendetwas zu erkundigen. Im Umgang mit Menschen mit Demenz sollte es so viel Normalität wie möglich geben. Zu Beginn eines Gesprächs können Sie ritualisierte Fragen stellen. »Wie geht es Dir?« ist in der Regel eine klassische Kontaktaufnahme. Dazu gehört es auch, sich zu erkundigen, ob jemand gut geschlafen hat oder ob das Essen geschmeckt hat. Sie zeigen Interesse, wenn jemand von seiner Familie erzählt und Sie einzelne Fäden der Geschichte aufgreifen und nachfragen. Das hat jeder von uns gelernt und auch kognitiv eingeschränkte Menschen können noch lange auf Fragen und Erkundigungen reagieren. Mit Fragen geben Sie anderen die Möglichkeit mit zu entscheiden. Wenn Sie dem Betroffenen die rote und die grüne Bluse zeigen, kann er selbst bestimmen, was er heute anziehen möchte.

Entscheidungen zu treffen, stärkt das Selbstwertgefühl und ist gut für ein ganz normales Alltagsgefühl. Allerdings müssen Sie die Phase der Erkrankung berücksichtigen. Die Möglichkeit, Entscheidungen zu treffen, ist zu Beginn einer demenziellen Erkrankung noch möglich. Bei fortschreitender Erkrankung müssen Sie allerdings aufpassen, dass Sie den Betroffenen nicht vor eine unlösbare Aufgabe stellen und damit unter Druck setzen. Dann schlagen Sie am besten die rote Bluse vor und wenn die Betroffene Zustimmung signalisiert, entsteht zumindest das Gefühl, an der Entscheidung beteiligt zu sein.

Anderseits können Fragen unter Druck setzen und überfordern. Wenn die Fragen zu kompliziert gestellt sind oder wenn es darum geht, sich zwischen zwei Dingen entscheiden zu müssen, ohne sie sehen zu können, kann das zu Unbehagen führen. »Möchten Sie heute lieber Blumenkohl oder Spargel«, überfordert schnell, denn man muss in dem Moment wissen, was Blumenkohl bzw. Spargel ist und was man eigentlich lieber mag und gerade jetzt mag. »Ist das Ihre Tochter oder Ihre Enkelin?« Diese Frage ist ebenfalls schwierig zu beantworten, weil die Enkelin vielleicht so aussieht wie die Tochter in jungen Jahren. Besser ist es, nur nach einer Person oder einem Objekt zu fragen. Wenn dann mit einem Nein geantwortet wird, können Sie immer noch das andere anbieten und sich langsam einer Lösung annähern.

Leichter fällt es, wenn eine Antwortmöglichkeit schon vorgegeben ist. »Ist das ihre Tochter Klara?«, ist besser als »Wer ist das?« oder »Ist das Klara oder Heike?«. Bowlby Sifton spricht in diesem Zusammenhang von »lenkenden Fragen, welche die Antwort praktisch vorgeben.«[8] Lenkend ist eine Frage dann, wenn Sie fragen: »Sie sehen sehr entspannt aus. Haben Sie im Chor heute kräftig mitgesungen?« anstatt: »Warum sehen Sie denn so fröhlich aus?«

8 Sifton 2011, S. 194

Beispiel

Ein Bewohner lag auf einem Sofa für ein Nickerchen. Da sein Kopf auf der harten Lehne lag, fragte die Betreuungskraft, ob er ein Kissen wolle. Nach kurzem Überlegen verneinte er und döste weiter. Die Mitarbeiterin ging zum nächsten Sessel, nahm ein Kissen mit und sprach den Betroffenen nochmals an. Diesmal hielt sie ihm das Kissen hin, zeigte auf seinen Kopf und fragte, ob er sich das Kissen nicht unter seinen Kopf legen möchte. Er bejahte sofort, nahm ihr das Kissen aus der Hand, legte es unter seinen Kopf und kuschelte sich hinein. Der zweite Ansatz hatte einen sichtbaren Bezug zur Situation und wurde mit Gesten unterstützt.

Mit zunehmender Hilfsbedürftigkeit sollten Sie Fragen wie »Soll ich ihnen den Weg in die Wohnküche zeigen?« vermeiden. Sagen Sie besser: »Es gibt Frühstück. Den Kaffee kann ich schon riechen. Ich bringe Sie zu Tisch.« Damit umgehen Sie die Situation, dass der Betroffene den Weg nicht findet und um Hilfe bitten muss, die er vielleicht benötigt, aber nicht annehmen will.

Fragen, die sich um das »Wie« und »Was« drehen, sind leichter zu beantworten als die, die das »Warum« und »Weshalb« ermitteln. Bleiben Sie möglichst bei einem Thema. Sprechen Sie nicht erst über die Tochter, dann über das Essen von heute und anschließend über die Gymnastikgruppe am Nachmittag.

Gehen Sie mit Gefühl an die Situation und lassen Sie den Umgang mit Fragen nicht zu einem Ratespiel werden. Fragen sind ein Hilfsmittel, um in Kontakt zu kommen, aber es sollte nicht kommunikationsbestimmend sein. Ständiges Fragen ist für den Mensch mit Demenz äußert unangenehm und spricht für die Hilflosigkeit der betreuenden Person. Fragen Sie also nicht »Kennen Sie mich noch?«, sondern sagen Sie unaufgefordert Ihren Namen und was Sie jetzt oder gleich tun wollen.

Ein demenzerkrankter Mensch ist nicht mehr so schnell in der Lage, die Frage wahrzunehmen und sich eine Antwort zu überlegen. Geben Sie ihm Zeit für die Beantwortung. Versuchen Sie es nach einer gewissen Zeit erneut und formulieren Sie die Frage einfach um, wenn keine Antwort kommt.

Machen Sie sich und anderen keinen Stress

»Um Menschen mit Demenz Stress zu ersparen, sollte man ferner:

- nicht zu viele Fragen stellen,
- nur eine Frage auf einmal stellen,
- Hinweise darauf geben, wie man die Frage beantworten könnte«[9]

16. Frage: Welche Rolle spielt der Körperkontakt?

Wenn die Sprache verloren geht, nimmt die Bedeutung von Körperkontakt zu. Wenn jemand weint, reichen tröstende Worte nicht immer aus. Da ist es oft hilfreicher, jemanden in den Arm zu nehmen. Das Angebot einer offen ausgestreckten Hand wird wahrscheinlich selten abgelehnt. Sich berühren, sich im Walzertakt gemeinsam zu wiegen oder einfach mit einem »Wanderer« (sich ständig in Bewegung befindender Demenzerkrankter) Arm in Arm ein Stück seines Weges zu gehen, ist genauso wichtig wie über etwas zu reden.

In der Demenz berühren Menschen scheinbar deutlich häufiger und intensiver als es z.B. ihre Angehörigen aus der Lebensgeschichte kennen. Kinder bemerken oft erstaunt, welche körperliche Nähe die Mutter oder der Vater jetzt suchen. Aus ihrer eigenen Kindheit können sie oft nur von wenigen Erfahrungen mit Zärtlichkeit oder Umarmungen berichten.

Aber seien Sie sensibel: Gerade bei beginnender Demenz kann Berührung als unangenehm empfunden werden. In dieser Phase der Erkrankung müssen Sie sehr behutsam mit Körperkontakt umgehen und das Ablehnen akzeptieren. Belassen Sie es bei Berührungen an der Hand, am Arm oder am Körperstamm. Falls der an Demenz erkrankte Mensch mehr zulässt, werden Sie das merken und können dann reagieren.

Bei fortgeschrittener Demenz oder bei »Wanderern« kann eine kurze Massage oder leichtes Massieren der Schultern oder des Nackens für Entspannung und Wohlbefinden sorgen.

---

9 Sifton 2011, S. 194

17. Frage: Gibt es einen demenzspezifischen Kommunikationsstil?

Der sprachliche Umgang mit kognitiv beeinträchtigten Menschen zeichnet sich durch Geduld, Offenheit und Freundlichkeit aus. Jede Betreuungskraft sollte aktives Zuhören und einen zugewandten Kommunikationsstil pflegen. Das gilt im Übrigen auch für den mit Menschen mit Handicap, Komapatienten oder Parkinson-Erkrankten.

Seitens des Betroffenen wird der Kommunikationsstil sicherlich durch den demenziellen Abbau und die damit einhergehende verzweifelte Suche nach Wörtern beeinflusst. Das lässt Wortneuschöpfungen entstehen, die in keinem Lexikon zu finden sind. Der Verlust des roten Fadens bei einem Gespräch und die Zeit, die ein Mensch mit Demenz zum Nachdenken benötigt, bieten sicherlich eine besondere Form von Gesprächsstoff. Es gibt plötzlich viele »Dings« in einer Unterhaltung, mehr Umschreibungen als üblich und es kann sein, dass die Antwort nicht zur Frage passt.

Um sich auf eine Unterhaltung mit einem Demenzerkrankten einzulassen, müssen Sie aber keine neue Sprache lernen, sondern eher einen Dialekt. Sie müssen etwas umdenken. Es geht nicht mehr darum, so viel Information wie möglich in kurzer Zeit loszuwerden, sondern Sie können die Langsamkeit wieder entdecken. Wenige Informationen, beschränkt auf das Wichtigste, langsam und deutlich formuliert, sind eine adäquate Sprache. Ihre Wahrnehmung wird sich allerdings verändern, denn Sie müssen (wieder) lernen, viel genauer hinzusehen und zuzuhören.

18. Frage: Wie vielfältig kann eine Kommunikation mit Menschen mit Demenz sein?

Das Besondere an der Kommunikation mit einem an Demenz Erkrankten ist ihre Vielfältigkeit. Offen, echt, direkt und ungefiltert übermittelt der Betroffene seine Emotionen und Informationen. Es gibt kein Taktieren, kein Vortäuschen mehr. Damit bietet er sozusagen eine Beziehung unter seinen Bedingungen an. Das verlangt Betreuenden eine enorme Flexibilität ab, die für Überraschungen sorgen kann und die Chance bietet, nach neuen Formen des Austausches zu suchen und sich selbst weiter zu entwickeln. Und es gibt die Möglichkeit, den beeinträchtigten Menschen als Person wahrzunehmen, kennen zu lernen und eine gemeinsame Beziehung aufzubauen. Aus »jemanden pflegen« wird »zusammen arbeiten« und das Wissen erweitert sich um die Bereitschaft, zu verstehen.

Bei einem Menschen mit beginnender Demenz ist noch eine klassische Kommunikation möglich, wenn auch mit Einschränkungen. Im Unterschied zur mittelschweren Demenz, bei der sich der Schwerpunkt vom verbalen deutlich in den nonverbalen Bereich verschiebt. Das aktive Zuhören und die zugewandte Kommunikation gewinnen an Bedeutung. Körperkontakt und emotionale Nähe sind wichtige Kommunikationsmittel in der letzten Krankheitsphase.

Neben der Phase der Erkrankung spielt die Tagesform bzw. die Stundenform eine Rolle. Vormittags ist das Auffassungsvermögen zumeist noch recht gut und auch die Toleranz für schwierige oder unangenehme Aufgaben wie Blut abnehmen. Nach der Kaffeezeit hat sich das meist schon drastisch geändert. Dann sinkt die Bereitschaft zur Kooperation deutlich.

Beispiel

Ein Mann in einer fortgeschrittenen Phase der Erkrankung ist vormittags ein charmanter älterer Herr, der gern laut und aus voller Kehle Schlager singt. Ab mittags ändert sich diese Stimmung massiv. Er schimpft mit jedem, der ihm begegnet. Die Worte sind nicht immer zu verstehen, aber meist lassen sich Formulierungen wie »Das geht doch nicht« oder »Was soll das denn?« herauszuhören. In dieser Phase ist er nur für ein bis zwei Minuten mit einem Lied oder einem Kompliment abzulenken.
Konsequenz: Alle relevanten Betreuungsmaßnahmen sollten vormittags stattfinden, um ihm und sich selbst zusätzlichen Ärger und Überforderung zu ersparen.

Für Sie als Betreuende bedeutet das, sich mit dem Arbeitsablauf auf diese Bedingungen einzustellen. Der kognitiv beeinträchtigte Mensch schafft die Gegebenheiten und Sie müssen sich darauf einstellen. Es geht nicht nur um »Nutze den Tag!«, sondern »Nutze die augenblickliche Situation!«. Sie sind in der Verantwortung, sich etwas zu überlegen, damit die Kommunikation gelingt und die Situation für Sie beide angenehm wird. »Grundlage hierfür ist neben den Kenntnissen eines demenzangepassten Interaktionsstils auch das Einfühlungsvermögen und die Sensibilität den Belangen des Bewohners gegenüber. Dieses psychosoziale Vermögen entsteht letztendlich durch die gegenseitige Vertrautheit in Form einer tragfähigen zwischenmenschlichen Beziehung.«[10]

An dieser zwischenmenschlichen Beziehung arbeiten Sie täglich und für die Tragfähigkeit handeln Sie immer wieder neue Modalitäten aus. Das macht die Vielfältigkeit aus. Sie als Betreuende müssen umdenken: Der demenzerkrankte Mensch will uns etwas sagen und wir müssen lernen, ihn zu verstehen.

19. Frage: Welche Kommunikationsprobleme treten am häufigsten auf?

Zu generalisieren ist immer schwierig. Bei jedem Menschen ist der Krankheitsverlauf anders, aber es gibt einige Schwierigkeiten, die vielfach auftreten. Jennie Powell benennt als häufig beobachtete Probleme:

»Die Person wiederholt ständig ein und dieselbe Frage. Sie erzählt immer wieder dasselbe. Sie hat Probleme damit, ein Gespräch zu beginnen und es laufen zu lassen. Die Person hat Probleme, einem Gespräch zu folgen, vor allem dann, wenn mehrer Leute sprechen. Die Person driftet immer wieder vom Gesprächsthema ab. Sie hat Probleme, sich an Name von Menschen, Orten und Objekten zu erinnern. Sie kann einem Fernsehprogramm nicht gut folgen. Die Person ändert häufig unpassend das Thema eines Gespräches. Sie spricht die ganze Zeit nur über die Vergangenheit. Sie fängt an, etwas zu erzählen, und vergisst dann, über was sie gesprochen hat. Die Person sieht etwas, was gar nicht da ist. Sie behauptet falsche Dinge.«[11]

---

10 Lind, 2007, S. 211
11 Powell 2002, S. 20

3 KOMMUNIKATION IN UNTERSCHIEDLICHEN BETREUUNGSMODELLEN

Ich stelle hier die gängigsten Modelle im Umgang mit Menschen mit Demenz vor, ohne Anspruch auf Vollständigkeit. Es geht darum, die Möglichkeiten anzusprechen, aus denen Sie sich im Alltag bedienen können und mit denen Sie Ihren Handlungsspielraum erweitern.

20. Frage: Was bedeutet Kommunikation in der Validation nach Feil?

Validation steht für wertschätzenden Umgang mit alten, desorientierten Menschen. Die Kommunikation erfolgt in der Validation über Sprache, Bewegung und nonverbale Kommunikation. Mithilfe der Validationsmethode soll der Rückzug in die innere Welt des Verwirrten verhindert werden.

»Jemanden zu validieren bedeutet, seine Gefühle anzuerkennen, ihm zu sagen, dass seine Gefühle wahr sind (...) Validations-Anwender haben die Signale ihres Patienten aufzufangen und in Worte zu kleiden.«[12] Naomi Feil teilt den demenziellen Abbau in vier Phasen mit unterschiedlichen kommunikativen Fähigkeiten des Erkrankten ein. Der Validations-Anwender reagiert mit den zur Verfügung stehenden Techniken dementsprechend darauf. Er verzichtet z. B. auf autoritäre Wörter wie »soll« oder »muss«, arbeitet mit sogenannten »Hier und Jetzt«-Fragen und mit »Damals und Dort«-Fragen.

Das heißt: Sie können nach dem Wer, Wo, Was, Wann und Wie fragen, aber nicht nach dem Warum. Wichtig ist, Fragen so zu stellen, dass der Betroffene die Antwort »pflücken« kann. Um die Antwort zu pflücken, formulieren Sie die Frage so genau wie möglich. »Hat ihnen der Pudding zum Mittagessen geschmeckt« anstatt »Wie war das Essen«?

Bewusst eingesetzte Kommunikationsmittel sind Blickkontakt und Berührung. Wenn Sie einen verwirrten Menschen ansprechen, warten Sie

---

[12] Feil 2002, S. 11

immer ab, bis er Sie auch wahrgenommen hat und Ihnen den Kopf zudreht oder mit einem Laut seine Präsenz anzeigt. Im fortgeschrittenen Stadium der Demenz gewinnen Berührungen, Blickkontakte, eine liebevolle Stimme und die Vermittlung von Sicherheit zunehmend an Bedeutung.

Die erfolgreiche validierende Begleitung eines Menschen mit Demenz kann nur erfolgen, wenn der Sie wissen, in welcher Phase sich der Betroffene befindet. Sie müssen dessen Realität anerkennen und wertschätzen – auch bei herausforderndem Verhalten – und sich empathisch in ihn hineinversetzen. Geduld und Gelassenheit sind ebenfalls wichtige Fähigkeiten des Betreuers.

21. Frage: Was bedeutet Kommunikation in der Mäeutik?

Cora van der Kooij hat mit dem mäeutischen Pflegemodell (wörtlich: Hebammenkunst, befreien) die »erlebnisorientierte Pflege« definiert. Das bedeutet: Die Persönlichkeit eines Menschen mit Demenz zu verstehen, zu berücksichtigen und zu begreifen. In der Betreuung wird das gemeinsame Erleben von Nähe, Geborgenheit, Freude und Sinnhaftigkeit in den Mittelpunkt gestellt. Das Herstellen von Kontakt ist der Kern der erlebnisorientierten Pflege.

Für van der Kooij sind Kommunikation neben Kreativität und Kontakt Kernbegriffe für Professionalität im mäeutischen Pflege- und Betreuungsmodell. »Bei der Kommunikation steht der Prozess von Bewusstwerdung, Reflexion und methodischer Austausch mit Kolleginnen im Mittelpunkt.«[13] Für Sie als Betreuende hat die Kommunikation eine »dynamisierende Wirkung«[14], nämlich in Form von »erlebnisorientierten Bewohnerbesprechungen«. In diesen Besprechungen tragen Sie und Ihre Kolleginnen die Erfahrungen zusammen, die sie im täglichen Umgang sammeln. Natürlich ist es unumgänglich, medizinisch-pflegerische Daten zu erfassen, aber Reflexion und Austausch von kreativen Pflegenden sind in der Mäeutik das A und O.

Im Umgang mit Menschen mit Demenz steht das »suchende Reagieren« im Mittelpunkt. Sie nutzen dabei alle ihnen zur Verfügung stehen

---

[13] Kooij 2007, S. 38
[14] ebd., S. 63

Kompetenzen und Erfahrungen Ihres privaten und beruflichen Lebens, um den Bewohner zu begleiten und zu verstehen. Bewusst mit einbezogen und akzeptiert werden dabei auch die Intuition der Betreuenden und die emotionale Seite der Arbeit. (vgl. Kooij, 2007)

22. Frage: Was bedeutet Kommunikation in der Integrativen Validation®?

Nicole Richard entwickelte das Modell der Integrativen Validation® (IVA). Ressourcenorientierung ist ein zentraler Aspekt der IVA. Die Ressourcen »Antriebe« und »Gefühle« gehören dabei zu den wichtigsten, die geschult und gefördert werden sollten.

Bei der IVA sind das Aufnehmen der Gefühle und die Verbesserung von Kommunikation und Kontakt bedeutend. Weil gerade der Beginn eines Gesprächs schwierig sein kann und Menschen gern auf Fragen zurückgreifen, hat Richard eine »Methodik der Gesprächseröffnung« entwickelt. Validierende Sätze in der IVA sind kurz und präzise. »IVA nutzt die Kraft und Vertrautheit von allgemeinen Redeformen, Metaphern und Sprichwörtern.«[15] Dazu wird ein Gespräch in drei Schritten eröffnet:

1. Der erste Schritt ist das Wahrnehmen der Ressourcen des Betroffenen.
2. Im zweiten Schritt validieren Sie die Gefühle und Antriebe und sind damit das Echo des Menschen mit Demenz. »Wir sind das Echo, wir können den oftmals isolierten Äußerungsformen Demenzerkrankter eine Sprache geben.«[16]
3. Im dritten Schritt validieren Sie mit Sprichwörtern, Liedern oder Redewendungen.

Das Echo wird dabei auf drei Ebenen vermittelt: verbal (Sprache), nonverbal (Körpersprache) und paraverbal (Betonung). Eine große Bedeutung hat dabei die Körpersprache, da sie in vielen Situationen präsenter ist als Worte. Nach Richard ist es wichtig, auf allen drei kommunikativen Ebenen kongruent zu sein, denn wenn Ihre gesprochenen Worte nicht zu Ihrer Stimme und Körperhaltung passen, spüren Demenzerkrankte diese Diskrepanz.

---

15 Richard 2001, S. 58
16 ebd. S. 58

23. Frage: Was bedeutet Kommunikation bei Kitwood?

Tom Kitwood benennt in seinem »personenzentrierten Ansatz« die Interaktion als zentralen Teil. Das »Personsein«, das, was Menschen ausmacht, »ein Stand oder Status, der dem einzelnen Menschen im Kontext von Beziehungen und sozialem Sein von anderen verliehen wird«[17], ist durch die demenzielle Erkrankung bedroht. Kitwood zeigt sieben Zugangswege auf, um das Verständnis für die Situation von Menschen mit Demenz zu erhöhen. Einer davon ist zuhören, was Betroffenen sagen. Was brauchen Menschen mit Demenz? »Trost, primäre Bindung, Einbeziehung, Beschäftigung und Identität.«[18]

Vermittelt werden diese Bedürfnisse in Interaktionssituationen. »Interaktion bedeutet nicht einfach nur das Reagieren auf Signale, sondern das Erfassen von Bedeutungen, die von andern übermittelt werden. Es beinhaltet Reflexion, Antizipation, Erwartung und Kreativität.«[19] Kitwood nennt zwölf Arten positiver Interaktion, die immer auf die Stärkung des Personseins ausgerichtet sind. Dazu gehört z. B. die Anerkennung im Sinne einer vorurteilsfreien Handlung oder die Zusammenarbeit, in der dem an Demenz Erkrankten Raum gegeben wird, soweit wie möglich zur Handlung beizutragen.

Interessant ist auch die Interaktionsart, schöpferisch zu sein. »Die von der Person mit Demenz initiierte schöpferische Handlung, wird als solche gesehen und anerkannt. Die Betreuungsperson reagiert, ohne die Kontrolle zu übernehmen.«[20] Das heißt: Der Betreuende bestimmt nicht einfach, was passiert, sondern nimmt die Stimmung und Wünsche des Betroffenen auf, lässt sie zu und stellt seine Handlungen darauf ein.

Auch bei diesem Modell sind Fähigkeiten wie Empathie, Flexibilität und Gelassenheit wichtig.

---

17 Kitwood 2000, S. 27
18 ebd. S. 121
19 ebd. S. 103f
20 ebd. S. 173f

24. Frage: Gibt es einen Zusammenhang zwischen Milieutherapie und Kommunikation?

Milieutherapeutische Ansätze befassen sich mit der Gestaltung der räumlichen Umgebung. »Milieu« kommt aus dem französischen und bedeutet Umwelt, Umgebung. Die Gestaltung der Umwelt hat Einfluss auf unser Verhalten und auf jeden Menschen. In einer Kirche benehmen wir uns anders als auf dem Rummelplatz.

In einer stationären Einrichtung kann ein durchdachtes Konzept für Milieugestaltung sowohl Raum für die stillen wie auch die fröhlichen Momente des Lebens bieten. Ist die Umgebung reizarm oder bietet sie dem Demenzerkrankten Anknüpfungspunkte an Vergangenes oder Aktuelles? Gibt es eine gemütliche Ecke, um sich zurückzuziehen, zu dösen oder für ein Schwätzchen? Ziele der Milieutherapie sind neben der Vermittlung von Sicherheit und Geborgenheit auch die Förderung der Kommunikation und die Unterstützung sozialer Kontakte.

Das Milieu beeinflusst Stimmung und Kommunikationsverhalten. Da, wo wir uns wohl fühlen, halten wir uns gern auf und sind entspannt. Das bietet gute Voraussetzungen für das Wohlbefinden des kognitiv beeinträchtigten Menschen einerseits und für angenehme Betreuungssituationen anderseits.

25. Frage: Welches Kommunikationsmodell ist das Beste?

Das Krankheitsbild Demenz ist durch seine diversen Erscheinungsformen und die individuellen Ausprägungen so vielschichtig, dass es nicht **die** Methode gibt. Alle Modelle stoßen irgendwann an Grenzen. Insofern ist sinnvoll, möglichst viele Modelle zu kennen und nach Bedarf nutzen zu können.

Entscheidend sind die Grundeinstellung des Betreuenden und die Bereitschaft, sich auf die Welt des Menschen mit Demenz einzulassen. Viele Situationen werden intuitiv entschieden und ebenso viele Betreuungshandlungen erfolgen aus dem persönlichen Erfahrungsschatz einer Betreuungsperson heraus.

Das beste Modell entwickeln Sie für sich selbst, indem Sie aus Ihrem persönlichen Repertoire voller Möglichkeiten, Erfahrungen und Vorstellungen schöpfen. Dieses Repertoire müssen Sie immer wieder aufstocken und um neue Erfahrungen und Eindrücke bereichern. Lernen Sie mit jedem kognitiv beeinträchtigten Menschen dazu. Wichtig ist, dass Ihr Repertoire auch Wohlfühltechniken für Sie selbst beinhaltet, damit Sie abschalten und sich regenerieren können, um offen für professionelle Betreuungssituationen zu sein.

Die Kenntnisse der Ziele und Handlungsschwerpunkte der einzelnen Betreuungsmodelle erweitern zwar Ihr Handlungsrepertoire und Ihre Vielseitigkeit. Wenn Sie allerdings nicht bereit sind, sich auf ihr Gegenüber einzulassen, hilft Ihnen keine Technik der Welt.

4 KOMMUNIKATION IN DER PFLEGERISCHEN BETREUUNG

Dieses Kapitel beschäftigt sich mit kommunikativen Situationen in der professionellen Pflege unter dem Gesichtspunkt alltäglicher Pflegesituationen und in allgemeinen Kontaktsituationen.

26. Frage: Kann Sprache diskriminieren?

An meinem ersten Tag in der Altenpflege berichtete ich dem Pflegedienstleiter in aller Naivität, dass ich drei Bewohnerinnen gefüttert hätte. »Gefüttert werden Schweine. Wir reichen Essen an«, war seine strenge Reaktion. Das war vor über 20 Jahren das erste Mal, dass ich über die neue »Amtssprache« in der Pflege gestolpert bin. Das letzte Mal betraf es einen kognitiv beeinträchtigten Menschen mit starken Lauftendenzen und die Diskussion darüber, ob er nun hin- oder wegläuft. Eine Frage des Standpunktes vielleicht, aber nicht der Wertigkeit.

In der Alten- und Krankenpflege gibt es dieses Phänomen in zunehmendem Maße. Die berufstypische Sprache, die zumeist in klaren Worten beschreibt, was getan werden muss, wird durch eine Sprache ersetzt, die wenig zugewandt klingt. Die Menschen, die sie benutzen, müssen eine neue Fachsprache lernen und sich kontrollieren, um sie im schriftlichen und mündlichen Alltag anzuwenden. Aber ob wir einen Menschen wertschätzen, hängt sicher nicht von der Begrifflichkeit ab, sondern von unserer sozialen Kompetenz. »Würde die Verwendung der »korrekten« Bezeichnung eine achtsame Haltung fördern, dann sollte gewiss auf die Einhaltung Wert gelegt werden. Dem scheint aber nicht so zu sein.«[21]

Aber nicht nur in der praktischen Arbeit müssen sich die Betreuenden fast mehr Gedanken um die Formulierung als um die Tätigkeit selbst machen. Rund um die Pflege wird ebenfalls um Wörter gestritten. Nehmen wir den Begriff den dieses Buch zum Titel hat: »Demenz«. Das Wort kommt aus der griechischen Sprache und bedeutet »ohne Geist«. Als Mensch mit

---

21 Schützendorf, 2011

einer Demenz ist man also geistlos. Dieser Begriff wird umgangssprachlich meist genutzt, wenn jemand einfallslos und wenig kreativ ist. Als geistlos bezeichnet zu werden, ist wahrlich kein Kompliment und alles andere als zutreffend für Menschen mit kognitiven Veränderungen. Denn Kreativität, um die verlorenen Kompetenzen zu überbrücken, entwickeln Betroffene genügend. Da die Begriffswahl nicht angemessen erscheint, begibt man sich nun auf die Suche nach einem neuen Wort. Sicherlich ist es gut und richtig, eine Diagnose zu benennen, die sich auf die kognitiven Einschränkungen bezieht anstatt auf den Geist, aber hilft das auch, die Einstellung zu verändern?

Begriffe sollten mit Bedacht gewählt sein, da sie sowohl etwas herabsetzen als auch hervorheben können. Aber nicht die Worte diskriminieren, sondern die Menschen, die sie aussprechen. Ein politisch korrekt gewählter Begriff kann lächerlich klingen, wenn er nicht dem persönlichen Wortschatz des Sprechenden entspricht. Denn die innere Einstellung eines Menschen vermittelt sich auch über seine individuelle Art, sich mitzuteilen. Ich bin keine Befürworterin des »Pflege-Wir«, aber ein herzliches »Na, dann wollen wir uns mal waschen« ist mir lieber als ein distanziertes »Die Aufnahmekapazität Ihrer Inkontinenzvorlage ist überschritten und ich werde Ihnen nun eine neue anlegen.«

27. Frage: Wie sieht der Alltag in der pflegerischen Betreuung aus?

Der tägliche Spagat zwischen dem, was eine Betreuungskraft tun möchte und dem, was der Zeitdruck zulässt, ist groß und wird immer größer. Das führt dazu, dass die Kommunikation zumeist zielorientiert ist. Man nimmt Kontakt auf, um ein bestimmtes Ziel zu erreichen, dabei rückt das alltägliche Gespräch in den Hintergrund und wird ersetzt durch das Bestreben, pflegerische Tätigkeiten zu verrichten. Zeitmanagement ist in der pflegerischen Arbeit ebenso entscheidend wie Fachlichkeit. Um ausreichend Zeit für den Kontakt mit dem Betroffenen zu haben, ist es wichtig, gut organisiert und strukturiert zu sein. So besteht zumindest die Chance, den Tagesablauf für alle zufriedenstellend gewährleisten zu können.

Zeitmanagement im Pflegealltag

Überlegen Sie, wie viel Zeit Sie benötigen, weil eine Aufgabe leicht oder eher schwer zu bewältigen ist?

Haben Sie alles dabei, damit Sie die pflegerische Handlung nicht abbrechen müssen?

Was ist konkret die Aufgabe?

Die Medikamente sind wichtig und der Bewohner sollte sie möglichst jetzt nehmen?

Wie ist der Mensch im Umgang?

Ist er freundlich und freut sich über jeden Kontakt oder ist er aufgrund seiner Krankheitsphase eher ängstlich und misstrauisch?

Wo befindet sich der Bewohner? Allein in einer Sitzecke oder im Gemeinschaftsraum beim Tanztee?

Überlegen Sie, bevor Sie mit der Handlung beginnen, ob Sie so, wie Sie die Situation vorfinden, zum Ziel kommen könnten. Wenn Sie Zweifel haben, probieren Sie nicht lange herum, das frustriert den Bewohner und Sie! Ändern Sie die Umstände so, dass die Handlung Aussicht auf Erfolg hat. Wenn zu viele ablenkende Faktoren vorhanden sind und Sie wissen, dass der Bewohner sich davon irritieren lässt, gehen Sie mit ihm in sein Zimmer oder in einen ruhigen Nebenraum und verabreichen Sie dort die Medikamente.

Was vielleicht auf den ersten Blick nach mehr Arbeit aussieht, wird eine deutliche Zeitersparnis sein und schnell Routine werden. Welche Tätigkeit muss erledigt werden, was ist jetzt und hier zu diesem Zeitpunkt möglich? Wenn Sie diese Fragen im Vorfeld prüfen und dementsprechend handeln, werden beide Parteien zufriedener aus der Situation gehen. Sollten Sie nur Ihr Ziel im Kopf haben, verlieren Sie den Blick für die andere Person und das kann zu Problemen im Sinne von mehr Zeitaufwand und Unzufriedenheit auf Seiten des Bewohners führen. »Pflegerische Effizienz«[22] nennt Svenja Sachweh das und verweist auf die verringerte Arbeitsbelastung, wenn Betreuungskräfte

---

22 Sachweh 2006, S. 38

die vorhandene Situation klar erfassen und konsequent danach handeln. Das bedeutet für Sie, situationsbezogen zu handeln: Begleiten Sie Ihre Tätigkeiten mit Worten; versuchen Sie, schon im Vorfeld Unsicherheiten vorzubeugen und brechen Sie eine Versorgung ab, wenn es nicht geht.

28. Frage: Was bedeutet der Faktor Zeit in der Versorgung von Menschen mit Demenz?

Zeit ist für fast alle Menschen der bestimmende Faktor des Alltags, natürlich auch in der Pflege. Der Umgang mit Zeit ist entscheidend für das Wohlbefinden von Menschen mit Demenz und Betreuenden. Pflegende benötigen Zeit für die Pflege und die Betreuung, die Dokumentation, für Gespräche mit Angehörigen, Ärzten und für den Betroffenen selbst. Wobei man leider feststellen muss, dass deutlich mehr über die Betroffenen gesprochen wird als mit ihnen. Aber Sie sind dieser Situation nicht ganz schutzlos ausgeliefert. Das Zauberwort heißt Zeitmanagement.

Organisieren Sie sich und Ihren Tag so, dass Raum für Sie bleibt und das, was Sie erreichen wollen und für das Unvorhersehbare. Die größten Störfaktoren sind zumeist ungeplante Gespräche mit Angehörigen, schlechte Planung und mangelnde Ablauforganisation. Sie haben sicherlich mehr Spielräume als Sie denken! Es gibt einige Modelle, um Arbeitsabläufe und Tätigkeiten zu strukturieren. Exemplarisch nenne ich hier die »ALPEN-Systematik«[23].

Aktivitäten auflisten.
Länge der Aktivitäten schätzen.
Pufferzonen einplanen, also Zeit für Unvorhersehbares kalkulieren.
Entscheidungen über Aufgabenreihenfolge treffen und Prioritäten setzen.
Nachkontrolle zum Ende des Arbeitstages und ggf. Übertragung von unerledigten Aktivitäten auf den nächste Tag.

Erfahrungswerte zeigen, dass wir ca. 30 % unserer Arbeitszeit selbst organisieren können. Selbst wenn Sie es nur auf 15 % bringen, ist das ein immenser Fortschritt und Zeit, die Sie für Ihre eigentliche Aufgabe, nämlich die Interaktion mit Betroffenen nutzen zu können.

[23] vgl. Seiwert 2005

Ein weiterer Aspekt des Themas Zeit ist mangelnde Kommunikation. Miteinander reden kann viel Zeit kosten, aber auch viel Zeit ersparen. Mit Stress und Hektik in eine Pflege- oder Betreuungssituation zu starten, wird höchstwahrscheinlich nicht erfolgreich enden. Besser ist es, zugewandt und dabei zielorientiert zu kommunizieren, um die Arbeitszeit effizient zu nutzen. Eine gute Kommunikation ist wichtig, um gerade mit knapp bemessener Zeit verantwortungsvoll zu arbeiten.

29. Frage: Gibt es für Betreuende besondere Spannungsfelder?

Ja. Betreuende müssen sich auf der einen Seite den Wünschen und Erwartungen des Menschen mit Demenz, der Angehörigen, ihren eigenen Vorstellungen und den gesellschaftlichen Wertvorstellungen stellen. Auf der anderen Seite gibt es Vorgaben der kontrollierenden Instanzen, interne Abläufe in einer Einrichtung und eine situativ notwendige Priorisierung.

In diesem Spannungsfeld bewegen sich Betreuende in der Pflege täglich. Der Demenzerkrankte möchte nicht bei der Gymnastik mitmachen, die Angehörigen erwarten eine regelmäßige Aktivierung und geben Tipps, wie man die Mutter am besten vom Sofa lockt. Der Medizinische Dienst der Krankenversicherung erwartet, dass die Aufforderungsversuche und die Ablehnung dokumentiert werden. Sie müssen also abwägen, wie oft Sie animieren, ohne den Bewohner zu stressen, aber anderseits den Wünschen der Angehörigen nachkommen und die Situation und Ihre Entscheidung bewohnerorientiert, nachvollziehbar und kontrollierbar dokumentieren.

Das nächste Problemfeld liegt in der zielgerichteten Interaktion. Zumeist ist in der alltäglichen Arbeit ein bestimmter Auftrag zu erfüllen (ablauforientiert), der wenig Raum für ein gemütliches Schwätzchen (Wunsch des Betroffenen und des Betreuenden) lässt. Die Betreuungskraft ist in irgendeiner Mission auf dem Weg von A nach B. Sie wartet sicher nicht darauf, auf dem Flur von einem Bewohner (oder einem Angehörigen) angesprochen zu werden. Wenn das passiert, muss sie entweder ihre Prioritäten ändern oder elegant das gewünschte Gespräch verschieben. Das verlangt viel Fingerspitzengefühl, denn schnell entsteht beim anderen das Gefühl, stehen gelassen worden zu sein. Verhindern lassen sich solche Situationen sicherlich nicht.

Es bedarf aber einer geschickten Kommunikationstechnik, um hier nicht anzuecken.

Letztendlich leiden unter den Spannungsfeldern, in denen sich die Betreuenden befinden, auch die kognitiv veränderten Menschen, denn die Zeit für Zuwendung, die sie realistisch benötigen, bekommen sie zu selten.

30. Frage: Wie hängen Kommunikation und pflegerischer Alltag zusammen?

Die Vorstellung, dass jemand schweigend das Zimmer eines Menschen betritt, ihn an die Hand nimmt, ins Bad führt und wortlos beginnt, an der Kleidung herum zu nesteln, ist schon für einen orientierten Menschen befremdlich. Wie muss das erst für jemanden sein, der Handlungsabläufe nicht mehr vorausplanen oder nachvollziehen kann und somit nicht weiß, was gerade mit ihm geschieht? Pflegerische Handlungen sollten immer kommunikativ begleitet werden. Das können Worte sein, das können Gesten oder auch Berührungen sein.

Gerade Versorgungssituationen wie die Körperpflege bieten viele Anknüpfungspunkte für Gespräche. Jede pflegerische Handlung ist eine individuelle Beschäftigung mit dem Menschen mit Demenz und seinen Bedürfnissen. Sie können diese Situation nutzen, um Ressourcen zu überprüfen und emotionale Zuwendung geben. Vermitteln Sie Vertrauen und gehen Sie bedürfnisorientiert vor. Das können Sie über Berührung ebenso vermitteln wie mit Ihrer Stimme und Worten. Pflegen ist Ihre Profession. Nutzen Sie Ihre Potenziale und die Möglichkeiten!

Bei der Themenwahl sollten Sie mit Bedacht vorgehen. Es ist unglücklich, bei der Körperpflege ein emotionsgeladenes Thema wie Kriegserinnerungen anzusprechen, das den Betroffenen wahrscheinlich sehr aufwühlt und beschäftigt. Besser ist ein Thema, das mit Gepflegtsein, dem Tagesprogramm oder mit Geschichten aus dem Leben zu tun hat. Beschreiben Sie Baderituale und fragen Sie, ob der Betroffene sie ebenso kennt. Versuchen Sie, die Biografie um unbekannte oder aktuelle Änderungen zu erweitern. Möglicherweise haben sich die Gewohnheiten der Körperpflege durch den Ruhestand verändert. Die letzten Jahre hat der Bewohner eventuell gern im Bademantel gefrühstückt und sich erst danach für den Tag gerüstet. Nutzen Sie solche Momente, um Kleinigkeiten zu entdecken.

Ob und welche Fragen Sie stellen, hängt natürlich vom Grad der Demenz ab. Mit fortgeschrittener Demenz werden die Fragen weniger und Sie müssen sich mehr auf Ihre Fähigkeit verlassen, zwischen den Zeilen oder besser zwischen den Handlungen lesen zu können. Ergänzen Sie Ihre Worte mit Berührungen oder mit Pantomime. Nehmen Sie eine Zahnbürste in die Hand, deuten Sie vor dem Mund kreisende Bewegungen an und geben Sie die Zahnbürste dann erst dem Betroffenen in die Hand. Dieser Appell ist deutlicher, als wenn Sie nur verbal die Aufforderung zum Putzen geben.

Es kann in der Pflege auch Situationen geben, in denen Ablenkung notwendig ist. Hier ein Beispiel aus einer stationären Einrichtung. Dort mussten einem Bewohner mit weit fortgeschrittener Demenz die Fäden einer Wunde gezogen werden. Dieser Bewohner liebte Hunde und deshalb brachte eine Mitarbeiterin ihre Hunde mit und die zwei spielten vor dem Bewohner. Er sah interessiert zu und bemerkte das Ziehen der Fäden nicht oder reagierte zumindest nicht darauf.

Entwickeln Sie Rituale, die Ihnen Sicherheit im Kontakt geben und die für den Menschen mit Demenz Zuverlässigkeit und Wohlbefinden bedeuten. Benutzen Sie ritualisierte Sätze für bestimmte Handlungen, damit ein Gewohnheitseffekt eintreten kann. Zugeschnitten sind diese Rituale auf den jeweiligen Bewohner:

- Wie erfolgt die Begrüßung?
- Wie findet der erste Kontakt statt? Gebe ich die Hand?

Wie auch immer die Begegnungseröffnung abläuft, begleiten Sie alles mit freundlicher, ruhiger Stimme. Lassen Sie die Pflegehandlung in den Hintergrund treten und die Kommunikation in den Vordergrund. »Kontakt vor Funktion ist eine Haltung«[24], nennt das Barbara Klee-Reiter. Gespräche bieten sich auch an, wenn Sie einen Bewohner von einem Raum in den nächsten begleiten. Dann muss die Kommunikation nicht zweckgebunden sein, sondern kann sich um Gott und die Welt drehen.

Mithilfe all dieser Situationen entwickeln Sie Ihr Spektrum an Möglichkeiten, aus dem Sie Ihr Wissen schöpfen und ganz individuelle Kommunikationsformen zur Verfügung haben. Weil Sie Interesse am Umgang mit hilfebedürftigen Menschen haben, werden Sie in den meisten Situationen

24 Klee-Reiter 2006, S. 67

intuitiv verantwortungsvoll handeln. Für den Versorgungsalltag ist es aber wichtig, nicht nur per Zufall zu handeln, sondern reflektierbar.

Zur Reflexion des eigenen Handelns gehört es, dass Sie sich und Ihr Handeln überprüfen und hinterfragen:

- Was ist in der Situation passiert?
- Was ist mit mir passiert, was mit dem Menschen mit Demenz?
- Konnte die Handlung erfolgreich abgeschlossen werden? Wenn nein, warum nicht?
- Was ist schief gegangen und was kann ich beim nächsten Mal besser machen?

Machen Sie sich die Situation bewusst. So gewinnen Sie Sicherheit im Umgang mit Routinesituationen, aber auch mit ungewöhnlichen Konstellationen und bereichern Ihren Erfahrungsschatz. Der Weg von der Intuition hin zum bewussten Handeln geht über Kreativität, Reflexionsfähigkeit und Wissen und hat als Ziel das Wohlbefinden von Menschen mit kognitiver Beeinträchtigung und die eigene Arbeitszufriedenheit.

31. Frage: Wie hängen Biografie und Kommunikation zusammen?

Erkenntnisse aus der Biografie können eine wichtige Hilfe bei der täglichen Versorgung und beim Zugang zum Menschen sein. Wie Sie wissen, endet die Biografie nicht mit dem Beginn der Erkrankung. Gerade während und durch die Erkrankung ändern sich viele Verhaltensweisen, die auf jeden Fall berücksichtigt werden müssen, auch wenn der Mensch vorher nie so gehandelt hat. Jeder, der mit Menschen mit Demenz betreut, kann davon berichten, dass eine Person, die z. B. nie Bananen mochte, diese plötzlich isst oder dass eine Frau, die immer viel Wert auf ihre Kleidung legte, keine Blusen mehr anziehen möchte, sondern lieber Pullover trägt.

Experimentieren muss man auch in schwierigen Situationen. Kommt jemand besser mit Männern oder Frauen zurecht, mag er Körperkontakt oder nicht? Entscheidend ist, dass die Ergebnisse weitergeleitet und im Team ergänzt werden. So entsteht eine aktuelle Biografie, die die alte ergänzt und sich den neuen Lebensumständen des Menschen anpasst. Vorsichtiges, behutsames und respektvolles testen von Verhaltensweisen und Reaktionen sind zum Wohle des Betroffenen und damit durchaus vertretbar.

Die Erfahrungen aus der bisherigen Biografie bieten wichtige Kontaktpunkte im Alltag oder in schwierigen Situationen. Achten Sie aber darauf, dass das Sammelsurium von Informationen auf ein praxistaugliches Maß reduziert wird. Dazu sollten Sie das Verhalten beobachten und nach wichtigen Hinweisen in der Biografie suchen. Wenn Sie Zusammenhänge und Situationen erfolgreich beeinflussen konnten, teilen Sie das Ihren Kollegen mit und heben Sie dies deutlich in der Dokumentation hervor, damit es nicht in der Fülle von Informationen untergeht.

Das Wissen um wichtige Begebenheiten im Leben eines Menschen ist eine Brücke zu seinem Verhalten. Für die professionelle Beziehungsgestaltung ist das Wissen um die Lebensumstände des Menschen sehr bedeutend. Wenn jemand Angst in der Dunkelheit hat, weil er im Krieg verschüttet war, erklärt das sein Weinen oder sein Schreien und Sie können vielleicht mit einem kleinen Nachtlicht dafür sorgen, dass diese Ängste möglichst nicht auftauchen.

32. Frage: Beeinflusst die Verfassung des Menschen mit Demenz die pflegerische Betreuung?

Unsere Intention, als Betreuende für einen Kontakt mit einem an Demenz erkrankten Menschen mag häufig zielorientiert sein, bei dem Betroffenen ist es bestimmt nicht so. Ziellosigkeit gehört zum Krankheitsbild und kann die Versorgung immer wieder beeinflussen. Die Tagesform oder besser: die Stundenform kann entscheidend für die Betreuungssituation sein. Wenn Sie feststellen, dass der Betroffene wenig umgänglich ist, sollten Sie entscheiden, welche pflegerischen Handlungen wirklich notwendig sind. Sie sollten eine Entscheidung treffen, die Sie vertreten können und danach handeln. Es nützt wenig, gegen die Bedürfnisse oder die Verfassung eines Demenzerkrankten zu arbeiten. Nur **mit** ihm ist eine effektive, vertrauensvolle Beziehung zu entwickeln. Beobachten Sie genau, hören Sie aktiv zu und verlassen Sie sich dann auf Ihre empathischen Fähigkeiten.

33. Frage: Beeinflusst das Milieu die Betreuung?

Milieu steht für die Umgebung, in der die Betreuung stattfinden. Wie hoch ist der Lärmpegel? Wie groß ist die Ablenkung? Ist es sinnvoll, Speisen und Getränke in einem Speisesaal anzureichen, wenn jemand leicht abgelenkt wird? Inwieweit beeinflusst ein lauter und unruhiger Bewohner die Atmosphäre einer Gruppe im Aufenthaltsraum oder einer Wohnküche? Wie wirkt sich das auf ein Beschäftigungsangebot oder auf ein Gespräch zwischen Bewohner und Besucher aus?

»Schwierigkeiten im Umgang mit Demenzkranken können auch durch Faktoren entstehen, die ihre Ursachen im räumlichen und sozialen Milieu des Wohnbereichs haben.«[25] Sehen Sie sich die Situation, die Umgebung und den Mensch mit Demenz an. Entwerfen Sie, wenn nötig, ein Handlungsschema und prüfen Sie, ob das Umfeld geeignet ist, die Aufgabe und Ihre Pläne zu realisieren.

Kommunikation und Interaktion ist in einem schlecht oder nur bedingt geeigneten Milieu nur unter erschwerten Bedingungen möglich. Versuchen Sie immer, die äußeren Bedingungen zu optimieren. Stellen Sie bei einem immobilen Bewohner das Kopfteil hoch, damit er Sie ansehen kann, drehen Sie die Musik leiser, damit er besser hören und verstehen kann oder stellen Sie den Rollstuhl eines immobilen Menschen in Blickrichtung.

34. Frage: Ist Kommunikation ein Störfaktor?

Ja, manchmal. Man kann tatsächlich Situationen auch mit Sprache überfrachten. Nicht umsonst gibt es die umgangssprachliche Formulierung »jemanden bewusstlos reden«. Das ist auch eine Gefahr im Pflegealltag. Da ein Mensch mit Demenz, zumindest bei einer fortgeschrittenen Demenz, nicht klar sagen kann, wann er Ruhe haben möchte, liegt die Gefahr nahe, kommunikativ über das Ziel hinauszuschießen. Sie sollten aufpassen, wann Sie Ihrem Bedürfnis nach »Pausenfüllern« nachgeben und zu viel reden, anstatt sich auf den Körperkontakt zu konzentrieren. Auch hier heißt es wieder, den Menschen, mit dem man in Kontakt ist, bewusst wahrzunehmen. Welche Signale empfangen Sie von ihm? Hören Sie bewusst zu und

[25] Lind 2007, S. 124

sehen Sie genau hin! Überprüfen Sie Ihre Handlungen und die Situation. Müssen Sie jetzt reden oder benötigt die Person vielleicht nur eine Handlungshilfe in Form von Gesten oder Streicheleinheiten?

35. Frage: Darf der Pflegeprozess unterbrochen werden?

Ja! Das ist sogar ganz wichtig, wenn die Versorgung vielleicht nicht mehr ohne Verletzungsgefahr auf beiden Seiten zu gewährleisten ist, weil der Betroffene sich mit Händen und Füßen wehrt.

Aber wie beenden Sie die Situation? Sie gehen natürlich nicht schimpfend aus dem Zimmer, sondern analysieren die Situation auf mögliche Gefahrenquellen und versuchen mit beschwichtigenden Gesten und freundlicher, leiser Stimme zu beruhigen. Sie können z. B. Ihre Hände mit dem Handrücken nach oben in der Körpermitte zu halten und sanfte Bewegungen Richtung Boden zu machen oder Sie halten die Handflächen sichtbar vor Ihren Körper, um zu zeigen, dass sich darin nichts befindet, was der andere als Bedrohung empfinden könnte. Aggressionsvermeidung und Deeskalation haben immer Priorität.

Sagen Sie dem Betroffenen, warum Sie die Pflege abbrechen. Dabei machen Sie keine Vorwürfe, sondern beschreiben sachlich, was Sie wahrnehmen, z. B. dass der Betroffenen sehr verärgert und aufgebracht ist und Sie die Versorgung deshalb abbrechen. Sagen Sie, dass Sie gleich noch mal nach ihm sehen werden oder dass Sie eine Kollegin bitten werden, nach ihm zu schauen. Lassen Sie das nicht wie eine Drohung klingen, sondern wie ein Vermittlungsangebot. Das Wohlbefinden des Menschen mit Demenz steht immer im Vordergrund, das dürfen Sie auch in für Sie schwierigen Situationen nicht außer Acht lassen.

Unterbrechen Sie die Handlung auch, wenn die Umgebung sich so verändert, dass Sie die Tätigkeit nicht ungestört fortsetzen können. Vielleicht helfen Sie gerade einer Person und jemand kommt dazu. Dann müssen Sie entscheiden, mit wem Sie weiter kommunizieren und wen Sie vertrösten müssen. Wichtig ist dabei, dass sich Betreuende nicht untereinander die Arbeit erschweren, indem sie sich gegenseitig in genau so einer Situation ansprechen.

Können Sie eine Situation nicht beenden, weil die Versorgung unumgänglich ist, müssen Sie immer überlegen, ob die Zwangsmaßnahmen wirklich unvermeidbar sind. Was passiert, wenn die Handlung nicht durchgeführt wird? Bedeutet das einen Schaden an der Gesundheit und wie wirkt die Ausübung der Zwangsmaßnahme? Was passiert mit dem Vertrauen zwischen Ihnen und dem Betroffenen? Ist der Einsatz die Gefahr des Vertrauensverlustes wert? Wenn es keine Alternative gibt, führen Sie die Maßnahmen so schonend und schnell wie möglich aus.

36. Frage: Sagt ein Blick mehr als Worte?

Augen sind der Spiegel der Seele. Der Blickkontakt ist zumindest in der unmittelbaren Interaktion ein wesentlicher Bestandteil. Augen stellen eine direkte Verbindung zwischen Menschen dar. Wenn uns jemand nicht in die Augen sieht, spricht das für Unsicherheit, Schüchternheit, eine Lüge oder vielleicht Angst. Auf jeden Fall verleiht ein fehlender Blickkontakt kein gutes Gefühl. Wenn die Augen nicht mitlächeln, stimmt etwas nicht im Gesamtbild.

Die Augen und der damit verbundene Kontakt sind ein sehr wichtiges Ausdrucksmittel des nonverbalen Kontakts. Wenn Sie jemandem Ihre ungeteilte Aufmerksamkeit schenken, sehen Sie ihn an, um ihn wahrzunehmen. Sie können sehen, ob der Andere müde ist, entspannt aussieht oder Ihnen mit einem Augenzwinkern Unbeschwertheit signalisiert. Nutzen Sie diese Sprache für Ihren täglichen Umgang. Beginnen Sie eine Interaktion mit einem freundlichen Lächeln und achten Sie darauf, dass der Blickkontakt auch vom Betroffenen hergestellt ist, bevor Sie weiter tätig werden.

37. Frage: Wie funktioniert professionelle Nähe neben professioneller Distanz?

Die Betreuung und Versorgung von Menschen mit Demenz ist eine schwere und belastende Arbeit. Es gibt viele schöne Momente, aber die emotional belastende Seite dürfen Sie nicht ignorieren. Ohne Nähe ist die Betreuung von kognitiv beeinträchtigten Menschen nicht zu leisten. Damit sie sich wohl fühlen, ist neben der pflegerischen Versorgung ein großer emotionaler Bereich abzudecken. Sie als professionell Betreuende müssen diesen Teil in der täglichen Arbeit leisten, ohne dabei selbst Opfer Ihrer Gefühle zu werden. Sie müssen lernen, mitzufühlen ohne mitzuleiden.

Sie als Betreuende arbeiten in einem Grenzbereich. Sie verrichten Tätigkeiten, über die andere aus Scham oder Ekel nicht einmal reden mögen. Das fordert Sie in psychischen, moralischen und teilweise auch in physischen Bereichen. Sie beobachten und erleben täglich Einsamkeit, Trauer, Wut, Aussichtslosigkeit und mangelnde Identität. Da ist ein professioneller Umgang mit Gefühlen, sowohl mit Ihren als auch mit denen des Betroffenen, notwendig. Mehr noch: »Das Erleben von Grenzsituationen kann nicht nur rational bewältigt werden, sondern es erfordert einen weltanschaulichen Standpunkt, von dem aus sie als sinnvoll erachtet werden.«[26]

Sie müssen die Gefühle Ihres Gegenübers aufnehmen, reflektieren und darauf in Form eines Gesprächs, einer Berührung oder einer gemeinsamen Interaktion reagieren. »Die Gefühle eines Menschen sind in jedem Pflege- und Betreuungskontext eine Ressource.«[27] Um diese Ressource nutzen zu können, müssen Sie eine gewisse Distanz wahren. Sie müssen den Überblick behalten und dürfen sich nicht vereinnahmen lassen. Dadurch verlieren Sie nicht Ihre Berufsvorstellungen oder entfernen sich von dem Wunsch zu helfen – ganz im Gegenteil. »Erst Distanz zu dem zu pflegenden Menschen lässt Handlungsspielraum offen, um überlegt und effektiv adäquat helfen zu können.«[28]

38. Frage: Wie wichtig ist Authentizität?

Authentisch zu sein bedeutet, mit sich, seinem Handeln und seinen Werten in Übereinstimmung zu sein. Also »echt« zu sein. Sie kennen Ihre Stärken und Schwächen und können diese in ihren Alltag bewusst und reflektierend integrieren. Zur Professionalität gehört es auch, sich der eigenen Überforderung oder Unsicherheit zu stellen. Das bedeutet zum einen Situationen, in denen Sie an Ihre Grenzen kommen, zu benennen, im Team zu besprechen und nach Auswegen (z.B. Fortbildung, Supervision) zu suchen und zum anderen, bei unsicheren Situationen aus Ihrem Handlungsrepertoire Alternativen abzurufen.

---

26 Schwerdt 1998, S. 332
27 Höller & Neumann-Ponesch 2008, S. 13
28 Schwerdt 1998, S. 404

Das Wichtigste ist, dass Sie nicht einfach weitermachen, sondern reflektieren, um dann aus der Situation zu lernen. Nur so können Sie sich und Ihre Fähigkeiten entwickeln, um im Interesse aller Beteiligten professionell arbeiten zu können.

Ihre Authentizität wird auch dafür sorgen, dass Sie Ihr Gegenüber als Individuum mit Wünschen und Bedürfnissen wahrnehmen und dementsprechend ehrlich und eindeutig mit ihm umgehen. Zur Authentizität gehört es auch, dem Betroffenen gegenüber ehrlich zu sein und zu sagen, wenn Sie an Grenzen stoßen oder sich für einen Fehler zu entschuldigen.

39. Frage: Welche Anforderungen stellt die Versorgung von Menschen mit Demenz an die Betreuungskräfte?

Der Umgang mit Menschen mit Demenz erfordert Kreativität, Flexibilität, Empathie, Reflexionsfähigkeit und die Offenheit, sich immer wieder auf neue Situationen einzulassen. Als Betreuende betreten Sie eine Welt, die nach eigenen Regeln funktioniert und Sie müssen bereit sein, sich darauf einzulassen. Diese Welt birgt Überraschungen, die einen geregelten Tagesablauf durcheinander bringen können. Das ist das Außergewöhnliche an der Betreuung und Versorgung von Menschen mit kognitiver Veränderung und stellt die Herausforderung dar.

Sie betreten im Kontakt mit einem kognitiv veränderten Menschen einen besonderen und individuellen Raum, in dem Sie sich zurechtfinden müssen. Das ist eine besondere Herausforderung in professioneller und emotionaler Hinsicht und eine ganz spezielle Form der Beziehung für Sie.

Mit dem Wissen, das Sie in der Betreuung von Demenzerkrankten sammeln, entwickeln Sie eine ganz besondere Kompetenz. Sie werden zu professionellen Problemlösern und lernen, sehr genau auf nonverbale Signale zu achten. Sie lesen aus der Gestik, Körperhaltung und der Mimik, wie es einem Menschen geht und wie Sie darauf reagieren können. Sie stärken Ihre empathischen Fähigkeiten und Sie entwickeln sich zu einem Profi im aktiven Zuhören.

Das Wissen über die Formen der Demenz, die Phasen der Erkrankung und die individuellen Auswirkungen gehören selbstverständlich zu Ihrem Basiswissen.

40. Frage: Steht die Betreuung oder die Pflege im Vordergrund?

Der Wunsch, dass die pflegerische Versorgung zugunsten der Betreuung und Alltagsgestaltung zurücktreten soll, wird immer wieder formuliert und ist auch sinnvoll. Im Alltag ist das allerdings schwierig umzusetzen, da in einem Seniorenheim der Schwerpunkt auf der pflegerischen Versorgung liegt. Für Überprüfungen, z. B. vom MDK oder von Versicherungen in Bezug auf Regressansprüche oder auch seitens der Strafverfolgungsbehören in Bezug auf Körperverletzung o. ä., ist eine differenzierte pflegerische Dokumentation unumgänglich. Gründe für die Überprüfungen sind in der Mehrzahl mutmaßliche pflegefachliche Fehler und nicht ein Mangel an sozialen Betreuungsangeboten.

Wenn die Betreuung mehr in den Vordergrund gestellt wird, entspricht das eher einer häuslichen Situation. Das Wohlbefinden und die individuellen Wünsche werden deutlich über medizinisch-pflegerische Aspekte gestellt. Das bedeutet in der Realität, dass jemand Schokolade essen kann, obwohl er Diabetiker ist; aber auch, dass die Haustür abgeschlossen wird, wenn die Betreuungsperson einkaufen geht, damit der Betroffene nicht auf die Straße geht; dass bestimmten Symptomen nicht auf den Grund gegangen wird, um dem Menschen mit Demenz einen Krankenhausaufenthalt und/oder eine umfangreiche Diagnostik oder Behandlungen und eventuell notwendige Sedierungen zu ersparen; das bedeutet auch, dass Stürze einkalkuliert werden, um dem Bewegungsdrang eines Menschen gerecht zu werden, wenn das seine Haupttätigkeit ist.

Leider geraten an diesen Punkten vor allem stationäre Einrichtungen an ihre Grenzen. Stürze bergen die Gefahr einer Verletzung der Aufsichtspflicht seitens der Einrichtung und das kann zu einer Anklage bzw. Verurteilung nach dem Strafgesetzbuch führen. Verschlossene Türen anderseits entsprechen dem Tatbestand der Freiheitsberaubung. 24 Stunden lang eine 1 : 1-Betreuung eines sturzgefährdeten Menschen zu gewährleisten, ist schlechterdings unmöglich. Die Alternative wären Fixierungen oder Sedierungen. Keine wirkliche Lösungsmöglichkeit für jemanden, der nicht die Erkrankung, sondern die Persönlichkeit eines erkrankten Menschen in den Vordergrund stellt.

Die meisten Betroffenen, Angehörigen und Betreuenden aller Fachrichtungen wünschen sich einen intensiveren, persönlichen Kontakt, bei dem das Wohlbefinden vor dem therapeutischen Erfolg steht und die Menschlichkeit vor versicherungstechnischen Fragen, denn schlussendlich ist eine stationäre Einrichtung ein Zuhause und kein Krankenhaus. Dann stünde der individuelle Umgang mit einem angemessenen Zeitkontingent für Kommunikation und gemeinsamer Interaktion im Vordergrund. Die Umsetzung erfordert konsequentes Umdenken und Handeln. Das scheint aber leider nicht so einfach möglich zu sein und so lange werden die Betroffenen und Betreuenden sich mit den gegebenen Interaktionsbedingungen arrangieren müssen.

41. Frage: Lassen sich Gefühle auch nonverbal vermitteln?

Lächeln, das größte Gefühl ohne Worte, nutzen Sie hoffentlich häufig. Kleine Gesten wie über den Arm streicheln, die Hand halten, sind Zeichen der Zuwendung, die ohne Worte vermittelt werden. So, wie kleine Geschenke die Freundschaft erhalten, erhalten kleine Gesten eine Beziehung.

Integrieren Sie nonverbale Kommunikation in den Alltag: Sie werden durch Beobachtungen schnell merken, wer gern mit einem Streicheln, einem kleinen Lächeln etwas Aufmerksamkeit mag oder dass man Sie leichter begleitet, wenn Sie Ihren Arm zum Einhaken anbieten. Eine kurze Umarmung gibt ein Gefühl der Geborgenheit und der Zugehörigkeit.

Wenn für einen Menschen mit Demenz der Sinn der Worte schwindet, nimmt die Bedeutung der Körpersprache zu. Insofern ist es wichtig, dass Sie auch hier Rituale entwickeln. Wer mag es, umarmt und gekuschelt zu werden? Wem reicht es aus, sanft an der Schulter berührt zu werden? Die Gefühle, die ihm entgegen gebracht werden, nimmt der zu Versorgende nach wie vor deutlich war. Körpersprache ist eine eigene Sprache und steht zu Unrecht hinter der verbalen Verständigung zurück. Die Betreuung von Menschen mit Demenz bietet Ihnen die Möglichkeit, Ihr »Vokabular« in Sachen Körpersprache noch deutlich zu erweitern, zu verfeinern und selbstverständlicher zu benutzen.

42. Frage: Welche Möglichkeiten des Beziehungsaufbaus haben Betreuende im Alltag?

Die Gestaltung einer Beziehung mittels Kommunikation und Interaktion ist ein zentraler Teil des Umgangs mit Menschen mit Demenz. Wenn Sie Ihr Gegenüber wahr und ernst nehmen und versuchen, seine Form der Kommunikation zu verstehen, haben Sie den ersten Schritt zu einer Beziehung getan. Keine Vorverurteilung, keine Wertung, sondern sich einlassen und versuchen zu verstehen, was der andere Ihnen mitteilen möchte. Mit dieser Einstellung ist eine innere Haltung verbunden. Eine gelungene Beziehung und eine kompetent geführte Kommunikation ist die halbe Arbeitszeit.

Trotz Zeitmangel oder gerade deswegen ist es wichtig, für den Beziehungsaufbau zu sorgen und nach Kontaktmöglichkeiten zu suchen. Zur praktischen Arbeit einer Beziehung gehört zunächst, sich kennen zu lernen. Ist der Demenzerkrankte ein Musiker oder Tänzer? Ist er gesellig, steht er gern spät auf oder mag er Humor? Viele kleine Wissensbausteine legen das Fundament für eine gute Beziehung.

Für eine funktionierende Beziehung müssen Sie neben diversen Kenntnissen über den Menschen auch Sicherheit, Vertrauen und das Gefühl vermitteln, dass die Person Ihnen wichtig ist. Sie beachten die Bedürfnisse des kognitiv beeinträchtigten Menschen, zeigen Verständnis für sein Verhalten, sind empathisch und lassen damit den Pflegeprozess zu einem gemeinsamen Erlebnis werden. Damit wird sich der Betroffene angenommen und wertgeschätzt fühlen. Sie haben für sich Handlungsroutinen entwickelt und in Ihren persönlichen Erfahrungsstrauß integriert. Dieser Erfahrungsschatz ermöglicht es Ihnen, schnell Abläufe abzurufen und auf unvorhersehbare mit Situationen mit Routine und Phantasie reagieren zu können.

»Beziehungsgestaltung hat mehr mit akzeptieren und wertschätzen der eigenen Person zu tun als mit der Suche nach Methoden. Das Wertschätzen der eigenen Person mit all dem, was an unterschiedlichen Gefühlen in dem Moment da ist, ist Voraussetzung dafür, den anderen in seinem Seinszustand anzunehmen.«[29]

---

29 Klee-Reiter 2006, S. 71

43. Frage: Wie findet man Gesprächsthemen?

Gesprächsthemen ergeben sich aus dem Alltag, aus dem, was man gemeinsam erlebt hat und aus der Geschichte eines Menschen. Sie können zur Kontaktaufnahme, zur Ablenkung oder zur Beruhigung notwendig sein. Gerade bei pflegerischen Tätigkeiten schaffen Gesprächsthemen eine angenehme Atmosphäre und somit einen wohltuenden Ablauf für beide Seiten.

Bei den Themen kann es sich um Wetter, Familie, Lieblingsessen, Gewohnheiten, Jugendzeit, Kindheit, Tanzen, Garten, Reisen oder Freizeitbeschäftigungen handeln. Die Informationen dazu finden sich in der Biografie oder im Gespräch mit Angehörigen. In der täglichen Betreuung und im gemeinsamen Kontakt ergeben sich für aufmerksame Beobachter immer wieder Aufhänger für ein Gespräch. Entscheidend ist, dass Sie Normalität vermitteln und das Gefühl, beteiligt zu sein.

44. Frage: Wie nimmt man Kontakt auf?

Wir alle finden es unangenehm, wenn uns jemand von hinten anspricht oder uns jemand ohne vorherige Ansprache eine Hand auf den Rücken legt. Wir können nicht sehen, wer sich uns nähert und das verunsichert uns. In der Demenz ist diese Unsicherheit deutlich ausgeprägter. Deshalb ist es wichtig, Folgendes zu beachten:

- Die Person möglichst von vorn mit Namen ansprechen.
- Warten, bis der Blickkontakt hergestellt ist und eine Reaktion erfolgt ist.
- Mitteilen, was Sie tun wollen.

Begrüßen Sie einen Menschen mit Demenz immer mit seinem Namen und suchen Sie Blickkontakt. Sprechen Sie möglichst immer auf Augenhöhe an. Wenn nicht sofort eine Reaktion erfolgt, wiederholen Sie den Namen und warten Sie, bis ein Kontakt entsteht. Wenn Sie den Blick eingefangen haben und Sie merken, dass Ihr Gegenüber Sie wahrgenommen hat, können Sie ihn an der Hand oder am Körperstamm berühren. Bei Menschen, die keine Verunsicherung bei Berührung zeigen, können Sie auch schon mit Nennung des Namens Körperkontakt aufnehmen.

Ihre Stimme ist unaufgeregt und normal laut. Lächeln Sie und beginnen Sie Ihre verbale Kommunikation mit Floskeln über das Wetter, das

Frühstück oder mit einem Sprichwort wie z. B. »Müßigkeit ist aller Laster Anfang« als Einleitung für die Tätigkeit, die dann folgen wird. Sie geben dem Menschen Zeit, sich auf Sie einzulassen und auf Sie reagieren zu können. Hören Sie aus der Antwort heraus, ob der kognitiv veränderte Mensch zu einem Kontakt bereit ist und »an Ihrem Thema ist«.

Sprechen Sie so viele Sinne wie möglich an. Zeigen Sie auf den Fuß, den Sie verbinden müssen oder die Fingernägel, die Sie schneiden wollen. Halten Sie Ihre Sätze kurz und benennen Sie eine Handlung nach der anderen. Wichtige Informationen kommen an den Satzanfang. Liefern Sie nicht zu viele Informationen auf einmal und nicht durcheinander. Passen Sie sich dem Tempo des Betroffenen an und reagieren Sie auf seine emotionalen Bedürfnisse. Stellen Sie Fragen nach dem Befinden, ob es angenehm ist, was Sie gerade tun. Binden Sie den Menschen mit ein und geben Sie ihm Möglichkeiten, Ihnen zu begegnen und mitzumachen, damit Sie ihn nicht mit Ihren Ansprüchen oder Vorstellungen überfordern und frustrieren.

Wenn Sie so handeln, zeigen Sie, dass man Ihnen Vertrauen schenken kann und damit festigen Sie Ihre Alltagsbeziehung.

Bei fortgeschrittener Demenz berühren Sie die einzelnen Körperpartien, die versorgt werden, vorsichtig. Erzählen Sie nicht alles auf einmal, sondern vermitteln Sie die Handlungen kleinschrittig. Also: Sagen Sie nicht, dass Sie jetzt erst das Gesicht waschen, gleich den Oberkörper und dann die Füße, sondern sagen Sie, dass Sie jetzt mit dem Waschlappen den Körper an der Schulter berühren werden. Begleiten Sie dabei je nach Grad der Demenz Ihre Worte mit Berührungen, pantomimischen »Waschgesten« oder zeigen Sie nur auf die Körperteile. So arbeiten Sie sich langsam vor.

Sie leiten den Betroffenen und sich selbst durch die Handlung. Sie sind verantwortlich für den Betroffenen, den Ablauf der Tätigkeit und das Gelingen der Situation.

45. Frage: Welche verbalen und nonverbalen Kontaktformen gibt es?

Um in Kontakt zu kommen, gibt es im Alltag viele Möglichkeiten. Ob es in Pflegesituationen, beim Tanztee, beim Essen oder beim zu Bett bringen ist, ob es verbal oder nonverbal ist, es handelt sich immer um eine Begegnung und die Gestaltung einer Beziehung.

Warum nicht mit einem gemeinsamen Lied in die Frühversorgung starten? Das kostet keine zusätzliche Zeit, entspannt aber die Atmosphäre. Oder wer nicht wirklich sangesfreudig ist, kann es mit »Morgenstund hat Gold im Mund« oder einem Gespräch über den »frühen Vogel, der den Wurm fängt« als Kontaktaufhänger versuchen. Wenn Sie können und mögen und der Betroffenen ebenfalls, gehen Sie mit Tanzschritten ins Bad. Wichtig ist, dass es Ihrem Wesen entspricht. Machen Sie sich nicht zum Clown, aber versuchen Sie es mal, vielleicht schlummern ungeahnte Talente in Ihnen.

Die Entspannung zu Beginn einer vielleicht problematischen Versorgungssituation kann Ihnen viele Schwierigkeiten ersparen. Wenn Sie wissen, was dem Betroffenen gut tut, ritualisieren Sie diese Handlungen. Das hilft dem Betroffenen, sich in der Situation zurechtzufinden und die Pflege nicht als Angriff zu empfinden. Denn das Gefühl, dass Sie sich in Dinge einmischen, zu denen er selbst sehr wohl noch in der Lage ist, kann gerade bei einer beginnenden Demenz sehr schnell entstehen.

Nutzen Sie Ihren Humor. Damit können Sie Situationen entkrampfen, Nähe vermitteln und für Leichtigkeit sorgen. So lässt sich Hilfe und Unterstützung deutlich unauffälliger anbieten, als wenn Sie jemandem vermitteln, dass Sie ihn jetzt waschen, weil er das selbst nicht mehr kann. Singend ins Bad zu gehen und über eigene Ungeschicklichkeit in Bezug auf die Treffsicherheit bei den Tönen zu lachen und wie nebenbei mit der Körperpflege zu beginnen, kann für manchen Betroffenen ein optimaler Einstieg in den Tag sein.

Neben den sprachlichen Möglichkeiten gibt es die nonverbalen Kontakte wie z. B. Berührungen. Sie reichen vom Händeschütteln bis zur innigen Umarmung und verlangen nach einem dosierten und reflektierten Einsatz, da die persönliche Distanz eines jeden Menschen zu berücksichtigen ist. Laut Bowlby Sifton wirken leichte Berührungen stimulierend und feste haben eine beruhigende bzw. bestärkende Wirkung. (2011)

Bei einer weit fortgeschrittenen Demenz bieten sich z. B. Tiere als Kontakt an oder das Summen einer Melodie. Bei einer mittelschweren Demenz kann sowohl die Kontaktaufnahme als auch die Gestaltung des Kontakts über Blumen, Düfte, Stoffe, Stofftiere, also über das Fühlen, das Riechen erfolgen. Während bei einer beginnenden Demenz eine Tasse Kaffee eine Brücke zu biografischen Themen sein kann oder eine Pause nach getaner Arbeit. All diese Möglichkeiten sind Türöffner, die Sie benutzen können. »Bestandteil des Türöffnerkonzeptes sind deshalb auch die Freude miteinander, Sinnesstimulation wie Riechen von Blumen oder frischem Kaffee, Erinnerungen und das Wissen um die Biografie. Auch Körperkontakt und Händchen halten sind wieder erlaubt. Jahreszeitliche Symbole, Humor und sogar der Einsatz von Clowns können hilfreich sein, Menschen mit Demenz zu erreichen.«[30]

46. Frage: Welche Hilfsmittel kann man bei der Kommunikation benutzen?

Hilfsmittel können eine Situation entspannen oder auch von der eigentlichen Handlung ablenken. Gerade bei Menschen mit einer weit fortgeschrittenen Demenz ist es notwendig, die Angst und Unsicherheit, die durch für den Betroffenen nicht nachvollziehbare Handlungen entsteht, zu entspannen. Da kann eine Handpuppe, eine Blume, Stofftier oder der Heimhund als Brücke für die Kommunikation dienen.

Durch Therapiepuppen oder auch Therapietiere bietet sich die Möglichkeit, frei und ohne direkten Zuhörer zu sprechen. Es entsteht kein Druck, weil man nicht zuhören muss, keine Fragen zu befürchten ist, die man dann nicht beantworten kann. Der Mensch befindet sich in einer sehr innigen Situation mit der Puppe oder dem Tier und kann selbst entscheiden, ob er reden möchte oder einfach nur still die Zweisamkeit genießen. Bei einer fortgeschrittenen Demenz kann sich auch eine emotionale Beziehung entwickeln. Die Puppe kann aber auch als Einschlafhilfe oder einfach als treuer Begleiter dienen.

Musik kann ebenfalls die Beziehung zwischen Menschen unterstützen. Emotionen und Musik sind bei vielen Menschen eine enge Verbindung eingegangen. Auch bei fortgeschrittener Demenz ist noch so manches Volks- oder Kirchenlied im Kopf verankert. Gemeinsam ein Lied zu summen, verkürzt den Weg zwischen zwei Menschen und erleichtert gemeinsame Handlungen, weil zur Entspannung einer Situation beitragen kann.

---

[30] Sowinski 2004, S. 19

Ein Beispiel

Auch eine Kollegin kann ein »Hilfsmittel« sein. Eine Frau, die ihr Leben lang allein lebte und sich immer selbstständig versorgt hatte, kam mit beginnender Demenz in eine stationäre Einrichtung. Sie konnte sehr schlecht Hilfe annehmen und Hinweise auf die Notwendigkeit ihre Haare zu waschen, wies sie ungnädig ab. Eine Pflegekraft konnte sie irgendwann überzeugen, sich die Haare zu waschen, aber kaum waren die Haare nass und einshampooniert, wollte die ältere Frau nicht mehr und versuchte sehr ungehalten die Aktion zu beenden. Eine zweite Betreuungskraft kam dazu. »Sie sind aber sehr verärgert«, nahm sie die Stimmung auf. Die Bewohnerin zeigt auf die Haare und versuchte ihren Ärger zu artikulieren. »Ach, das ist ja unangenehm. Soll ich ihnen helfen, das Shampoo herauszuwaschen und schnell die Haare zu trocken?« Die ältere Frau bedankte sich und ließ die Beendigung der Haarwäsche zu. Nur durch das Erscheinen einer zweiten Person, die die Situation scheinbar auflöste, konnte für Entspannung gesorgt werden.

Das beste Hilfsmittel verfehlt allerdings seine Wirkung, wenn die Situation durch irgendetwas überreizt ist. Das können Radio oder ein Fernseher sein, die für einen lauten Geräuschpegel sorgen oder andere Personen, die sich laut unterhalten. Gerade Lärm führt in der Demenz oft zu Überforderung. Wenn Sie merken, dass jemand gereizt ist und sich nicht wohl fühlt, kann eine Pause und ein bisschen Abstand für alle Beteiligten das einzig Wahre zum Stressabbau sein.

47. Frage: Wie sieht Kommunikation in der palliativen Phase aus?

Ob sich die letzte Phase des Lebens bei Menschen mit kognitiver Veränderung von denen ohne Erkrankung unterscheidet, weiß niemand. Es gibt Beobachtungen, dass an Demenz erkrankte Menschen sehr wohl ein Bewusstsein für den nahen Tod entwickeln. Damit ist keine rationale Auseinandersetzung mit dem Thema Tod gemeint, aber Sterben hat weniger mit dem Langzeitgedächtnis als mit dem Unterbewusstsein zu tun.[31]

[31] vgl. Buchmann 2007

Für Marina Kojer ist Kommunikation eine Brücke vom Ich zum Du und somit die Kernkompetenz für die palliative Betreuung.[32] Neben Schmerzfreiheit sind Nähe, Zuwendung und eine einfühlsame Versorgung die wichtigsten Faktoren für den letzten Lebensweg.

In der Sterbephase von Menschen mit Demenz ist es wichtig, leise, ruhig und möglichst wenig zu reden. Die verbleibenden Pflegehandlungen sollten auf jeden Fall mit einer Berührung an der Hand oder am Körperstamm beginnen. Vielleicht können unaufdringliche Düfte für eine angenehme Atmosphäre sorgen. »Weil dem sterbenden dementiell erkrankten Menschen häufig nicht das Medium der verbalen Kommunikation zur Verfügung steht, kommt der (Kranken-) Beobachtungsgabe durch Begleitende besondere Bedeutung zu.«[33] Das bedeutet, dem nonverbalen Verhalten wie z. B. der Mimik des Sterbenden, muss besondere Aufmerksamkeit beigemessen werden. Das betrifft auch die Basale Stimulation®, die als entscheidender Faktor für den Aufbau einer Beziehung mit sterbenden Demenzerkrankten mit (stark) eingeschränkter verbaler Kommunikationsmöglichkeit genannt wird.[34]

Betreuende sollten eine »palliative Haltung«[35] entwickeln. Zu dieser Haltung gehören »menschliche Wärme, Einfühlsamkeit und eine wohltätige Einstellung«[36]. In der letzten Phase des Lebens sollte sich alles um die Sicherheit und Geborgenheit des Sterbenden drehen, um Ängste und Einsamkeit zu minimieren.

48. Frage: Was bedeutet Kommunikation in speziellen Pflegesituationen?

Um Ihren Erfahrungsschatz mit Handlungsroutinen aufzufüllen, können Sie bestimmte verbale und nonverbale Betreuungsbeispiele für die Begrüßung, die Körperpflege morgens und abends und die Verabschiedung entwickeln. Das bedeutet nicht, dass Sie nur nach Schema F betreuen oder pflegen. Es soll vielmehr Ihre Möglichkeiten erweitern, um individuell auf die

32 vgl. Kojer 2010
33 Buchmann 2007, S. 97
34 vgl. Buchmann 2007
35 Hametner 2011, S. 28
36 ebd.

Bedürfnisse der Betroffenen in den unterschiedlichen Krankheitsphasen reagieren zu können. Sie können damit an einem Tag, an dem z. B. die verbale Kommunikation nicht gut funktioniert, mit Gesten, pantomimischen Andeutungen und Berührungen arbeiten. Sie merken am Verhalten des Betroffenen, auf was er sich heute einlassen kann und berücksichtigen dies in Ihren Handlungen.

Die Kommunikation bei der Nahrungsaufnahme wird wahrscheinlich anders aussehen als bei Pflege, denn da ist Konzentration für die vielen Handlungsabläufe des Essens notwendig. In dem Fall beschränkt sich die Kommunikation auf ein Minimum. Es sollte möglichst keine Musik oder andere Ablenkung geben. Wenn Sie reden, sprechen Sie über die Dinge, die mit der Tätigkeit zu tun haben. Zeigen Sie auf den Blumenkohl auf dem Teller und fragen Sie, ob es schmeckt, heiß genug ist o. ä.

Wenn der Betroffene nicht mehr selbstständig essen kann und Sie anreichen müssen, ist das Tempo ganz wichtig. Reichen Sie nicht zu schnell an, ansonsten ist die Gefahr des Verschluckens groß, und achten Sie auf die Sitzposition, die möglichst aufrecht sein sollte. Reichen Sie auf Augenhöhe an, ansonsten ist durch Überstreckung die Gefahr des Verschluckens gegeben. Lenken Sie nicht durch viele Erzählungen und Berührungen ab, sondern sagen Sie nur, dass der nächste Bissen kommt und was sich auf dem Löffel befindet. Die Berührung betrifft ebenfalls nur die Lippen oder die Körperteile, die mit der Aufnahme der Nahrung zu tun haben.

Für die Medikamentengabe ist ebenfalls Ruhe wichtig. Hintergrundlärm und Ablenkungen sollten vermieden werden. Wenn das Verabreichen mit Schwierigkeiten verbunden ist, benutzen Sie möglichst positive Formulierungen wie, z. B. »die Tablette tut gut«. Sagen Sie nicht, »die ist gegen Schmerzen«. Es könnte passieren, dass das Wort Schmerzen hängen bleibt und dann in negativen Zusammenhang mit dem Medikament gebracht wird.

Vermeiden Sie Babysprache, auch wenn die Versuchung in sehr intimen Situationen wie Toilettengänge groß ist. Sie haben einen erwachsenen Menschen vor sich, dem Sie mit einem »Pischi machen« u. ä. wahrscheinlich nicht wirklich weiter helfen. Zudem ist Babysprache abwertend, da Sie dem Betroffenen die Kinderrolle zuteilen.

Verlangen Sie von dem Menschen mit Demenz nicht zu viel auf einmal. Arbeiten Sie besser einen Punkt nach dem anderen ab. Das verhindert Stress und Überforderung. Fragen Sie sich immer wieder während der Betreuung, der Pflege, wie Sie sich fühlen würden. Ist es ein gutes, sicheres Gefühle, dass Sie vermitteln? Versuchen Sie im Voraus zu denken und überlegen Sie, ob der nächste Schritt der Versorgung für den Betroffenen leicht nachzuvollziehen sein wird oder nicht. Wenn es schwierig werden sollte, dann überlegen Sie sich, wie Sie die Klippe umschiffen. Sie wissen z. B., dass sich der Hilfebedürftige ungern im Intimbereich waschen lässt. Sie sollten nun möglichst nicht ab Bauchnabelhöhe langsam nervös werden, weil Sie wissen, was gleich passiert, sondern sich in Erinnerung rufen, dass der Mensch gerne Tiere mag, über seine Tochter spricht etc. Also bringen Sie die Pflege in den Hintergrund und versuchen mit Anekdoten über Tiere oder Fragen zu der Tochter, abzulenken. Da Sie vorausschauend arbeiten, haben Sie sich im Vorfeld schon alles für die Versorgung bereit gelegt, sodass die Handlung nicht unterbrochen werden muss.

Vermeiden Sie »selbsterfüllende Prophezeiungen«. Gerade bei Menschen mit herausforderndem Verhalten ist diese Gefahr groß. Sie wissen, dass dieser beeinträchtigte Mensch wenig umgänglich sein kann und gehen schon mit schlechtem Gefühl oder mit einer Kollegin als Verstärkung in das Zimmer, um die Körperpflege durchzuführen. Sie machen sich im Vorfeld Gedanken, was passieren könnte und sind nicht mehr offen. Sie sind unsicher, verkrampft und schon in Verteidigungsstellung bevor überhaupt etwas passiert ist. Das merkt der Betroffene sofort und wird dementsprechend reagieren. Offenheit ist gerade bei diesen Menschen, die uns so fordern, besonders wichtig, um auch Ihnen Wohlbefinden zu vermitteln.

49. Frage: Was bedeutet aktives Zuhören?

Nach Carl Rogers bedeutet »aktives Zuhören«, auf allen Ebenen und mit allen Sinnen zuzuhören. Wenn Sie also einem Menschen mit Demenz zuhören, versuchen Sie die Gefühle nachzuvollziehen, beobachten Sie die nonverbalen Äußerungen, die Körperhaltung und hören Sie auf die gesprochenen Äußerungen. Sie nehmen alle Informationen wohlwollend auf, versuchen sie zuzuordnen und antworten dann. Wenn die Sätze und Wörter nicht vollständig sind, achten Sie auf Gesten, die vielleicht auf etwas zeigen oder die Mimik, die Angst oder Freude zeigt. Klingt die Stimme des Betroffenen aufgeregt, dringlich oder ist sie entspannt? Dazu gehören auch sogenannte Mikroverhaltensweisen wie eine hochgezogene Augenbraue oder gesunkene Mundwinkel. Zum »aktiven Zuhören« gehört nicht nur zu beobachten, sondern auch Zuhören zu signalisieren. Zeigen Sie Ihrem Gegenüber, dass Sie ihn wahrnehmen. Wenden Sie sich ihm zu, sehen Sie ihn an, verdeutlichen Sie Ihre Wertschätzung, indem Sie nicht mit halbem Ohr zuhören, sondern dem Bewohner Ihre ganz Aufmerksamkeit widmen. Alle diese einzelnen Faktoren lassen auf die Gefühlslage schließen und eröffnen sich über »aktives Zuhören«.

50. Frage: Was ist kommunikative Kompetenz in der Pflege?

Alles, was in diesem Kapitel zur Sprache gekommen ist, gehört zur kommunikativen Kompetenz Ihres beruflichen Alltages. Sie können mit allen Sinnen aktiv zuhören, haben ein breites Handlungsspektrum für diverse Situationen, sind empathisch und können Ihr eigenes Handeln reflektieren. Ihr Erfahrungsschatz besteht aus dem Wissen über theoretische Modelle, die Sie im Alltag ausprobiert und mit eigenen Erlebnissen ergänzt haben. Daraus ergibt sich, dass Sie sich »situationsgerecht, verständlich und differenziert ausdrücken«[37] können. Diese Fähigkeit gibt den Menschen, mit denen Sie arbeiten, ein hohes Wohlbefinden und Ihnen eine effektive Einteilung des Pflegealltages und Zufriedenheit. Sie sind zudem fähig, mit kognitiv beeinträchtigten Menschen ebenso zu kommunizieren wie mit Angehörigen, Ärzten und anderen Berufgruppen.

51. Frage: Was bedeutet Basale Stimulation® im Kommunikationsprozess?

Basale Stimulation® ist sozusagen gefühlte Kommunikation über Körperkontakt und Berührung. Andreas Fröhlich entwickelte dieses Konzept zunächst für schwerstbehinderte Kinder. Inzwischen ist die Alten- und Krankenpflege nicht mehr ohne Basale Stimulation® vorstellbar. Die Ganzheitlichkeit von Körperlichkeit, Emotionen und Seele finden hier Berücksichtigung. Nach Andreas Fröhlich ist jede therapeutische Maßnahme auch

---

[37] Sachweh 2006, S. 36

immer Kommunikation und man lässt immer Anteile der eigenen Persönlichkeit mit in die Interaktion fließen.[38]

Da die Sprache in der Demenz ihre Funktion nicht mehr erfüllt, gewinnt die Körper- und Sinneswahrnehmung an Bedeutung. Ziel der Basalen Stimulation® ist es u. a. keine zusätzlichen Pflegehandlungen zu initiieren, sondern die notwendigen Handlungen bewusster zu gestalten und qualitativ zu verändern. Pflegekräfte müssen genau fühlen, was der Mensch mit Demenz als angenehm empfindet und worauf er reagiert. Für Betroffene, die mit sozialer Betreuung kaum noch zu erreichen sind, ist das eine sehr individuelle und zumeist effektive Form der Zuwendung.

Die Stimulation kann z. B. über das Riechen in Form von Düften, das Hören mit harmonischer Musik oder Singen oder auch das Spüren des Gleichgewichts beim Tanzen oder Schaukeln erfolgen. Bei der Basalen Stimulation® können Sie alle Formen der Kommunikation nutzen. Sie können sprechen, summen, singen, dabei liebevoll berühren, mit freundlicher Mimik und bewusster Gestik zur Nachahmung auffordern oder Richtungen anzeigen. Das ist Kommunikation mit allen Sinnen, die von Ihrer inneren Einstellung abhängt.

52. Frage: Wie lassen sich Kommunikationsbedingungen im Krankenhaus gestalten?

Eine Krankenhauseinweisung bedeutet, dass der kognitiv beeinträchtigte Mensch aus seiner gewohnten Umgebung gerissen wurde. Alles um ihn herum ist ungewohnt, unbekannt, hektisch und ohne Orientierungspunkte. Er hat vielleicht Schmerzen, die er nicht zuordnen kann und möchte sich zurückziehen. Stattdessen ist er an einem Ort, an dem er sich nicht orientieren kann und in dessen Aufenthalt er keinen Sinn sieht. Reaktionen von Rückzug bis Wut sind deshalb durchaus nachvollziehbar.

Die Organisationsstruktur eines Krankenhauses und eine kognitive Erkrankung passen nicht wirklich gut zusammen. Ein Krankenhaus ist ablauforientiert, die verschiedenen Abteilungen sind zeitlich aufeinander abgestimmt. Es gibt Fachabteilungen für diverse Organe und deren Behandlung. Dass ein Mensch mit fortgeschrittener Demenz den Ablauf und den

[38] vgl. Fröhlich 2008

Sinn einer Gastroskopie nicht nachvollziehen kann, ist verständlich. Um eine Diagnose zu stellen, ist das aber erforderlich. Also wäre eigentlich eine Unterstützung notwendig, die die Stimmung auffängt, die Unsicherheit nimmt und zur Untersuchung begleitet. Dieser Zeitaufwand ist aber im Alltag nur schwer zu bewerkstelligen. Krankenpflegekräfte haben anderes zu tun und sind es nicht gewohnt, einen Patienten für die Untersuchung erst einmal zu suchen und dann vielleicht noch unter Protest dorthin zu bringen.

Damit die Welten zueinander finden können, ist neben einem umfangreichen Wissen über die Diagnose Demenz zum einen eine gute Überleitung oder ein prägnante Kurzbiografie aus der Häuslichkeit oder der stationären Einrichtung wichtig. Schlüsselworte wie Anrede und Kontaktaufnahmemöglichkeiten sollten enthalten sein. Zum anderen ist auch im Krankenhaus ein Mindestmaß an zugewandter Kommunikation und Interaktion nötig. Während der Körperpflege oder der Blutabnahme können Sie mit dem Betroffenen erklären, was Sie tun. Die Nachtwache lässt sich von einem unruhigen kognitiv beeinträchtigten Menschen begleiten und in der Übergabe kann der Betroffenen ebenfalls dabei sein, um nicht verloren in seinem Zimmer zu sitzen. Trotz des Zeitdrucks sollten Sie wertschätzend und zugewandt sein, denn der Umgang mit einem Menschen der sich verweigert, ist für beide Seiten unangenehmen und ineffektiv. Bedenken Sie, wie hilflos sich ein Mensch mit kognitiven Beeinträchtigungen in der Umgebung Krankenhaus fühlt. Seien Sie verständnisvoll und geben Sie ihm die Möglichkeit, die Ängste und Unsicherheiten zu zeigen oder zu formulieren. Die Zeit, die Sie benötigen, um gegen den Widerstand eines Patienten etwas zu erreichen wird sich nicht wesentlich von der Zeit unterscheiden, die Sie für Zuwendung und Kontaktaufnahme benötigen. Es wird aber auf jeden Fall für beide Seiten angenehmer und höchstwahrscheinlich effektiver sein.

5 BETREUUNG UND DEMENZ IM ALLTAG

53. Frage: Wie hängen Kommunikation und Emotion zusammen?

Menschen mit kognitiver Beeinträchtigung benötigen ein Höchstmaß an emotionaler Sicherheit und Zuwendung, die verbal und nonverbal vermittelt werden muss. Dieser Umgang erfordert von den Betreuenden ebenfalls ein Höchstmaß an emotionaler Arbeit und die Bereitschaft, sich darauf einlassen zu wollen und zu können. Die Kommunikation ist nicht immer einfach, sie kostet manchmal Geduld, Mühe und viel Einfühlungsvermögen, aber sie ist machbar. Mit Offenheit, Flexibilität und Zuwendung wird eine wertschätzende Basis für ein gemeinsames Verständnis gelegt. Gute Betreuung geht nicht ohne Nähe, sowohl körperlich als auch emotional, aber die Betreuungskraft darf durch die Nähe nicht ausbrennen.

54. Frage: Was macht eine angenehme Interaktionssituation aus?

Wenn Sie auf eigene Erfahrungen zurückgreifen, gehört für Sie wahrscheinlich zu einer angenehmen Gesprächssituation auch ein Mensch, mit dem Sie sich in Ruhe unterhalten können. Der zuhört, auf das Gesagte reagiert und auf dessen Äußerungen Sie reagieren. In einer entspannten Atmosphäre zu lachen, Erfahrungen und Erlebnisse auszutauschen, sich angenommen zu fühlen und mit der eigenen Meinung respektiert zu werden, zeichnet eine angenehme Situation aus.

Eine angenehme Gesprächssituation hat aber auch mit Zeit zu tun. Gerade in Zeiten knapper Personalressource ist das Mangelware. Wenn Sie etwas Wichtiges erreichen möchten, müssen Sie sich Zeit nehmen und die Situation ruhig und gelassen aufbauen. Sollten Sie sich diese Zeit nicht nehmen können, überlegen Sie, ob Sie Ihr Anliegen auf später zu verschieben. Manchmal ist es nicht möglich, eine perfekte Lösung für eine Situation anzubieten. Das Ende einer Betreuung kann dann einfach eine Umarmung sein, auch wenn die Aufgabe nicht erledigt wurde.

Sie sind für die Situation und die Atmosphäre verantwortlich und sollten das bei jeder Interaktion im Blick behalten. Eine Interaktion kann nicht immer perfekt verlaufen, aber immer sollte das Wohlbefinden der beteiligten Personen immer im Vordergrund stehen.

55. Frage: Warum sind Idealsituationen so wichtig?

Der Arbeitsalltag lässt nicht viel Raum für optimale Bedingungen. Umso wichtiger ist es, sich von Zeit zu Zeit ins Gedächtnis zu rufen, was – rein theoretisch – alles möglich wäre und wie eine Interaktion zur Zufriedenheit aller Beteiligten verlaufen könnte. Leitbilder beschreiben z. B. solche Idealsituationen. Sie definieren immer den Gipfel dessen, was erreicht werden sollte, und dienen als Orientierung. Aus Beispielen und idealtypischen Situationen können Sie Anregungen ziehen und versuchen, sie beim nächsten Mal auszuprobieren und ggf. in Ihrem Erfahrungskorb fest mit zu integrieren.

Idealzustände sollten für Motivation sorgen. Sie sind mahnende Rufer in hektischen Zeiten, eine Orientierungshilfe im Alltag.

56. Frage: Was bedeutet zugewandte Kommunikation?

Zugewandte Kommunikation steht für den kommunikativen Umgang mit kognitiv beeinträchtigten Menschen. Der Begriff beinhaltet Offenheit, Flexibilität und Authentizität. Ein gemeinsames Koordinatensystem für den wertschätzenden und respektvollen Umgang miteinander gehört ebenso dazu wie die Ehrlichkeit sich selbst und Ihren eigenen Grenzen gegenüber. Auch mit dem Blick auf die Uhr ist eine einfühlsame und bedürfnisorientierte Interaktion möglich.

Zugewandte Kommunikation wird Ihren Alltag bereichern, weil es Kreativität erfordert, immer wieder neue Wege und Zugänge zu Menschen mit Demenz zu suchen. Das Empfinden des Betroffenen ist dabei der Ausgangspunkt aller Handlung. Das gibt Ihnen die Chance, besondere Beziehungen zu erleben und jede Begegnung neu gestalten zu können.

57. Frage: Was bedeuten Flexibilität, Authentizität und Offenheit in der Kommunikation?

Zu den drei Grundpfeilern der zugewandten Kommunikation gehören Flexibilität, Authentizität und Offenheit. Flexibilität ist im Kontakt mit Menschen mit Demenz unabdingbar. Im besten Fall kennen Sie den Bewohner so gut, dass Sie beim ersten Kontakt wissen, wie er gerade gestimmt ist. Wenn Sie merken, dass der Gang zum Friseur oder die Körperpflege derzeitig nicht so einfach zu bewerkstelligen ist, dann planen Sie diesen Bewohner doch zum Ende Ihrer Tour ein oder als letzten Kunden des Friseurbesuchs. Damit verschwindet der Zeitdruck und Sie können sich in Ruhe der Körperpflege oder der Begleitung zum Friseur widmen.

Authentizität bedeutet, sein Gegenüber Ernst zu nehmen und auf die Situation klar und ehrlich zu reagieren. Bringen Sie so viel Ehrlichkeit wie möglich in den Umgang mit einem kognitiv veränderten Menschen und damit auch in Ihren Alltag und den Handlungsablauf. Dazu gehört es auch zuzugeben, dass Sie etwas nicht verstehen oder nicht wissen, was jemand möchte. Sie erkennen die Situation und handeln danach. Stehen Sie dazu, wenn etwas nicht funktioniert und benennen Sie es. Damit sind Sie authentisch und klar.

Der Begriff Offenheit lässt sich in vier Kategorien einteilen.

1. Offenheit sich selbst gegenüber, also den eigenen Fähigkeiten und den eigenen Grenzen.
2. Offenheit für die Situation, in der sich der Mensch mit Demenz befindet. Kann der Betroffene jetzt und hier das tun, was von ihm gefordert wird?
3. Offenheit in Bezug auf den theoretischen Hintergrund. Welches Modell, welchen Umgang wählt man in der Situation am besten? Es gibt keine guten oder schlechten Ansätze, sondern nur falsch gewählte Hilfsmittel.
4. Offenheit gegenüber dem Ergebnis des Handelns oder des Gesprächs.

Sie bemerken vielleicht, dass der zu Versorgende heute motorisch sehr unruhig ist und immer wieder umherwandert. Auf Ansprache reagiert er zerstreut oder gar nicht. Unter diesen Umständen werden Sie den Fußpflegetermin bzw. jede Handlung, die nicht unbedingt sein muss, verschieben. Versuchen Sie zu einem späteren Zeitpunkt erneut einen Kontakt und wenn heute nicht der Tag für die Fußpflege ist, dann muss der Termin eben verschoben werden. Es gibt wichtigere Dinge im Leben.

Was wollen Sie erreichen? Was braucht ihr Gegenüber gerade? Passt das zusammen? Wie schaffen Sie es, dass Sie beide möglichst zufrieden aus der Situation gehen? Flexibilität, ein reich gefülltes Handlungsrepertoire und Offenheit sind dabei unerlässlich. Analysieren Sie in der jeweiligen Situation die Ausgangslage und wählen Sie eine stimmige Form des Kontaktes. Entscheiden Sie sich im Zweifelsfall für das Wohlbefinden und gegen die pflegerische Notwendigkeit. (Ausnahmen sind selbstverständlich ein Notfall oder andere gesundheitliche Risiken.) Nur gemeinsam mit dem Betroffenen werden Sie zu einer Lösung kommen, die für beide Seiten akzeptabel ist, nie ohne ihn.

58. Frage: Was tun Sie, wenn Sie nichts verstehen?

Ein Mensch mit Demenz spricht mit Ihnen in seiner Sprache und Sie verstehen ihn nicht. Diese Situation werden Sie sicher kennen. Reagieren Sie zunächst auf das, was Sie glauben verstanden zu haben. Versuchen Sie, Schlüsselwörter zu identifizieren oder zeigen Sie auf Dinge, um zu prüfen, ob die gemeint sein könnten. Wichtig ist, dass Sie aktiv zuhören und sich bemühen, eine Verständigung herzustellen. Tun Sie nicht so, als sei das Gesagte unwichtig. Es war eine Nachricht an Sie, die Sie nicht verstanden haben! Nutzen Sie Ihr Einfühlungsvermögen als Ihr wichtigstes Hilfsmittel im täglichen Umgang.[39]

Wenn Sie gar nichts verstanden haben, dann sagen Sie das auch. Sagen Sie: »Es tut mir leid, aber ich habe Sie nicht verstanden. Kann es sein, dass Sie jetzt von Ihrer Tochter/von einem Lied gesprochen haben?« Überlegen Sie, in welcher Situation der Bewohner vor der Begegnung mit Ihnen war. Waren Angehörige zu Besuch, wurde gerade gesungen, könnten also seine Worte aus dieser Situation stammen? Zeigt er vielleicht irgendwohin hin? Versuchen Sie einzugrenzen, was gemeint sein könnte. Wenn die Demenz so weit fortgeschritten ist, dass Sie auf diesem Wege nichts erreichen können, greifen Sie die Stimmung auf. Stellen Sie fest, dass ihr Gegenüber gut gelaunt, traurig oder ärgerlich ist und gehen Sie auf eben diese gezeigten Emotionen ein.[40]

---

39 vgl. Sachweh 2008
40 ebd.

59. Frage: Wie funktioniert Kommunikation in der sozialen Betreuung?

Anders als in der pflegerischen Versorgung ist in der sozialen Betreuung Kommunikation nicht zielorientiert. Hier werden Einladungen ausgesprochen, Angebote unterbreitet, zumeist verbunden mit angenehmen Dingen wie Tanztee, Singen, Basteln etc.

Malen hat nichts mit der Einnahme von Medikamenten zu tun oder mit einem Eingriff in die Intimsphäre. Hier besteht vielmehr die Gefahr, die Menschen mit Demenz kommunikativ zu überlasten. Es wird viel geredet, gefragt und, allein schon durch die Gruppensituation, gefordert. Die Gefahr liegt hier eher in der Reizüberflutung, da viele Menschen vor Ort sind, die vielleicht seltsam anmutende Gewohnheiten haben. Menschen mit fortgeschrittener Demenz stören sich nicht an auffälligem Verhalten. Menschen mit kognitiven Veränderungen im beginnenden Stadium werden daran aber vielleicht Anstoß nehmen. Das Verhältnis von Kommunikation und Interaktion balanciert hier eher zwischen gefordertem Entertainment und dem Bedürfnis nach Ruhe.

Noch vor einigen Jahren gehörten Animationsangebote in Pflegeeinrichtungen zum Pflichtprogramm. Inzwischen ist bekannt, dass jeder Mensch ein Recht auf Ruhe und Verweigerung hat und es auch genießen kann und darf, beim Tanztee nur zuzuschauen. Die Senioren der Generation, die Versorgung benötigt, haben zumeist ein schwieriges Leben mit viel Arbeit und Kriegserinnerungen hinter sich. Hobbys und Müßiggang gehören weniger zu ihrer Alltagsgestaltung. Somit sind viele Senioren vielleicht froh, einfach nichts mehr tun zu müssen. Der Grad zwischen mangelnder Beschäftigung und den Menschen so sein zu lassen, wie er ist, ist sicherlich schmal, aber bei genauer Beobachtung bemerken Sie sehr schnell, wer das Nichtstun genießt. Sie müssen diese Willensäußerung natürlich adäquat dokumentieren, denn die aktivierende Pflege und Betreuung, die allseits gefordert wird, hat so ihre Schwierigkeiten mit Passivität.

60. Frage: Was sollten Sie in der Kommunikation und im Umgang auf jeden Fall vermeiden?

Respekt und Wertschätzung sind Grundvoraussetzungen im Umgang mit Menschen mit Demenz. Somit ist es absolut indiskutabel, einen Betroffenen auszulachen, anzuschreien, bewusst falsch zu verstehen, bloß zu stellen oder nicht ernst zu nehmen. Ironie und Zynismus sind ebenso unangebracht wie wortlose, ignorierende Betreuung. Ständiges Hinweisen auf die Defizite und verletzende Ehrlichkeit, indem man z. B. darauf aufmerksam macht, dass ein Besuch der Mutter ja unsinnig sei, da sie 120 Jahre alt sein müsste, sind kein angemessenes Verhalten. Denken Sie immer daran, dass Sie erwachsene Menschen vor sich haben!

Der Umgang mit Fragen ist in den unterschiedlichen Kommunikationsmodellen umstritten, denn die Nutzung sollte nie zu einem Abfragetest ausarten. Zudem sollten Sie keine Fragen stellen, von denen Sie vermuten, dass der Andere sie nicht beantworten kann, weil sie ihn überfordern oder emotional bewegen.

Sie sollten auch nicht diskutieren, maßregeln, belehren oder auf Ihrer Meinung beharren. Vermeiden Sie Fachausdrücke aus dem medizinischen und pflegerischen Bereich, da sie mit fortschreitender Demenz nicht mehr verstanden werden können.

Babysprache, ich sagte es anderer Stelle, verbietet sich von selbst. Normalerweise haben hilfsbedürftige Senioren mehr Lebenserfahrung als die Betreuenden, insofern passen Koseworte wie »Schätzchen« oder Verniedlichungen wie »Schnütchen« auch nicht in die Altenpflege. Der sprachliche Umgang mit einem kognitiv beeinträchtigten Menschen muss dem Stand der Erkrankung angepasst sein, nicht aber kindisch. Auch für tröstende Worte müssen Sie sich nicht der Kindersprache bedienen.[41] Die Trauer, die ein älterer dementer Mensch empfindet, ist geprägt von realen Verlusten und sollte deshalb ernst und mitfühlend aufgenommen werden. Eine Ausnahme ist es, wenn ein Betroffener selbst die Babysprache benutzt. Dann können Sie diese Worte aufnehmen.

Wenn Sie ein gutes Gewissen bei der Kommunikationsform haben und die Situation entspannt ist, dann arbeiten Sie so weiter. Achten Sie immer

---

41 vgl. Sachweh 2006

auf die Reaktionen Ihres Gegenübers und stellen Sie sich auf eventuelle Veränderungen umgehend ein.

61. Frage: Was lässt sich bei einer »verunglückten« Kommunikation tun?

Auch im richtigen Leben klappt nicht immer alles. Entscheidend ist, dass Sie aus den Fehlversuchen oder Fehlinterpretationen lernen. Vielleicht können Sie über die Situation gemeinsam lachen oder Sie entschuldigen sich und starten noch mal neu, entweder sofort oder eine halbe Stunde später. Solche Situationen gehören zum normalen Leben dazu und wir wollen ja so viel Normalität wie möglich. Das Zusammensein mit Menschen mit Demenz muss nicht perfekter laufen als das Leben an sich. Zu jedem Kontakt gehört es dazu, immer wieder vor neue Situationen gestellt zu werden, die Beziehung neu auszuloten und ein gemeinsames Koordinatensystem zu entwickeln. Das macht den Umgang mit kognitiv veränderten Menschen so interessant und lässt Sie selbst flexibel bleiben.

62. Frage: Wie beenden Sie eine Interaktion?

Lassen Sie Ihren Gesprächspartner nie einfach stehen, das verbieten der Respekt und die Höflichkeit. Wenn das Telefon klingelt oder Sie von einer anderen Person abgelenkt werden und sich die Unterbrechung nicht vermeiden lässt, dann entschuldigen Sie sich, tun Sie, was zu tun ist und wenden sich dann wieder Ihrem Gesprächspartner zu. Entweder, um die Handlung wieder aufzunehmen, die Sie unterbrochen haben, was Sie selbstverständlich verbal ankündigen oder Sie verabschieden sich und weisen darauf hin, dass Sie wiederkommen oder jetzt leider etwas anders erledigen müssen. Beenden Sie den Kontakt bewusst und aktiv.

Wenn die Betreuungshandlung beendet ist, verabschieden Sie sich und wünschen Sie guten Appetit, eine schönen Tag oder ähnliches. Verbinden Sie den Abschied mit Blickkontakt, einer Berührung wie z. B. einem Händedruck, einer Berührung an der Schulter, je nachdem, was dem Betroffenen angenehm ist oder winken Sie zum Abschied.

Auf diese Weise beenden Sie auch eine Situation, die problematisch wird. Sagen Sie dem Menschen, dass Sie die Versorgung abbrechen, versuchen Sie mit Gesten zu beschwichtigen und keine bedrohliche Körperhaltung einzunehmen. Verlassen Sie den Raum und »drohen« Sie nicht damit, gleich zurück zu kommen oder jemand anderen zu schicken. Ist der Betroffene sehr aufgebracht, können Sie sagen: »Ich hoffe, Sie können sich wieder beruhigen« oder »Es passiert Ihnen nichts. Sie brauchen keine Angst zu haben.« Wichtig für den langfristigen Beziehungsaufbau ist, dass Sie auch schwierige Situationen nicht wortlos beenden. Es kann immer zu Kommunikationsstörungen kommen, aber dann ist eine klare Reaktion notwendig und keine Flucht.

63. Frage: Lässt sich Wohlbefinden definieren?

Jeder Mensch hat ein individuelles Wohlbefinden. Der eine liebt es aktiv und genießt die Gemeinsamkeit in einem großen Freundeskreis. Der andere bevorzugt eine ruhige Lebensgestaltung, ohne viel Trubel. Dem Hobby nachzugehen oder mit der Familie etwas zu unternehmen, sorgen hier für Zufriedenheit und Wohlbefinden.

Diese individuelle Definition verändert sich aber mit der Biografie. Im Alter von 20 Jahren beschreibt man Wohlbefinden anders als mit 40 oder 60 Jahren. Wenn dann noch Schmerzen, Mobilitätseinbußen und Einschränkungen im akustischen, visuellen Bereich oder kognitiven Bereich hinzukommen, ist eine individuelle, geschweige denn eine allgemeine Definition von Wohlbefinden, nur schwer oder gar nicht mehr zu treffen.

Ohne kognitive Einschränkungen kann man vielleicht noch relativ gut für sein eigenes Wohlbefinden sorgen. Mit einer Demenz sieht das schon anders aus. Die eigenen Wünsche und Bedürfnisse lassen sich nicht mehr verbal formulieren und vielleicht auch nicht mehr klar fühlen. Plötzlich versuchen Andere zu entscheiden, was für den Betroffenen gut sein könnte. Alle Personen, die verantwortungsvoll damit umgehen, fühlen sich wahrscheinlich unwohl und überfordert damit, Entscheidungen für andere Menschen zu treffen. Mit dem eigenen Unwohlsein lässt sich deutlich besser umgehen, indem man »aktiv zuhört« und sich bemüht, das Wahrgenommene zu reflektieren.

Mit Ihrer Zuwendung und Ihrer Art der Kommunikation können Sie für Momente des Wohlbefindens sorgen und die Zufriedenheit des Betroffenen erhöhen. Sie werden aus einem unzufriedenen Menschen keinen glücklichen machen, aber Sie können ihn so sein lassen, wie er ist. Wenn er Nörgeln und Schimpfen zu seinem Wohlbefinden benötigt, dann lassen Sie ihm das. Kommen Sie, wenn Sie unsicher sind, immer wieder auf die Frage zurück, wie sich der Mensch fühlen mag und ob Sie auch so behandelt werden möchten. Fordern und schulen Sie Ihre empathischen Fähigkeiten.

64. Frage: Was bedeutet es, demenzgerecht zu kommunizieren?

Mit Menschen mit Demenz in Kontakt zu treten bedeutet:

- mit allen Sinnen zu kommunizieren
- gefühlsbetont zu kommunizieren
- kreativ zu kommunizieren
- Körpersprache zu nutzen und zu beobachten
- positive Formulierungen zu benutzen
- langsam, ruhig und leise zu sprechen
- deutlich zu sprechen
- kurze, klare Sätze zu bilden
- Mitteilungen auf das Wesentliche, das Wichtige, zu beschränken
- Fragen dosiert einzusetzen
- nicht zu korrigieren
- nicht zu streiten oder zu diskutieren
- auch gemeinsames Schweigen zulassen
- sich auf das Tempo des Menschen mit Demenz einzulassen
- Antworten anzubieten
- konkret zu formulieren

Dies ist eine kleine Auswahl der wichtigen Merkmale und nach Krankheitsphase und individueller Verfassung noch erweiterungsfähig.

65. Frage: Gibt es geschlechtsspezifische Kommunikation?

Es gibt unterschiedliches Kommunikationsverhalten, dem man sowohl männliche als auch weibliche Besonderheiten zuordnen kann. Das heißt nicht automatisch, dass alle Frauen weiblich kommunizieren. Typisch für männliches Verhalten ist eine Klärung des Status in einer Gruppe, also wer ist Stärkste oder wer ist der Chef, gepaart mit Ehrgefühlen. Bei weiblicher Kommunikation ist es möglich, über Gefühle zu reden, das Sprachverhalten ist eher vermittelnd und die Aushandlung einer »Rangordnung« in der Gruppe steht nicht im Vordergrund. Indirekte Andeutungen und das Mitteilungsbedürfnis sind weitere wichtige Komponenten.[42]

Die unterschiedliche Sozialisation von Männern und Frauen zeigt sich natürlich auch im Kommunikationsverhalten. Von Männern wird erwartet, dass sie sich durchsetzen und alle Situationen im Griff haben. Frauen führen die Familie und sind für die Interaktion untereinander zuständig. Wenn das auch sehr klischeehaft klingt, so sind die jetzigen Senioren mit diesem Geschlechterbild aufgewachsen und das zeigt sich auch im täglichen Umgang mit Menschen mit Demenz, besonders bei herausforderndem Verhalten der männlichen Demenzerkrankten. Wenn Männer gelernt haben, immer Herr der Lage sein zu müssen und nun durch die Erkrankung verunsichert sind, versuchen sie dies manchmal durch dominante Kommunikation (sowohl verbal als auch körperlich) zu kompensieren.

Ein weiterer Hinweis auf unterschiedliches Kommunikationsverhalten, zeigt sich zum Teil in der sozialen Betreuung, die für Frauen meistens leichter zu gestalten ist als für Männer. Mit Frauen ist leichter ins Gespräch zu kommen und die Themenvielfalt ist breiter gestreut. Zudem ist der Umgang mit Frauen in einer Gruppe meist komplikationsloser. Männer sind dagegen oft eher Einzelgänger und schwerer zu beschäftigen und in Gruppensituationen zu integrieren.

[42] vgl. Ayaß 2007

6 HERAUSFORDERNDE SITUATION IM UMGANG MIT MENSCHEN MIT DEMENZ

Dieses Kapitel beschäftigt sich mit besonderen Situationen im Umgang mit kognitiv eingeschränkten Menschen. Bei herausforderndem Verhalten stellt sich oft die Frage, wer hier eigentlich wen herausfordert. Ist wirklich das Verhalten eines Menschen die Schwierigkeit oder liegt es eher an der Umgebung, in die das Verhalten nicht passt? Klar ist aber auf jeden Fall, dass es sich um herausforderndes **Verhalten** handelt und nicht um einen herausfordernden **Menschen**.

66. Frage: Welche Rolle spielt Kommunikation bei herausforderndem Verhalten?

Bei fortgeschrittener Demenz kann es zu sogenanntem herausforderndem Verhalten kommen. Dazu gehören u.a. Unruhe, Wandern, Schreien, Jammern und Klagen ebenso wie Kratzen, Beißen, Spucken, Treten, Antriebsarmut, veränderte Sexualität, Minderung der Affektkontrolle und Verkennung. Vulgärsprache stellt eine Herausforderung dar, ebenso wie das Werfen mit Gegenständen oder ein veränderter Tag und Nachtrhythmus. Auch das Bedürfnis nach Körperpflege und Sauberkeit kann nachlassen. Diese Verhaltensänderungen können die Betreuung eines kognitiv veränderten Menschen sehr erschweren.

Bedenken Sie aber stets, dass diese Verhaltensweisen nicht beabsichtigt sind. Sie sind Reaktionen auf die Angst, die Unsicherheit und die Verzweiflung, mit der der kognitiv beeinträchtigte Mensch zu kämpfen hat und letztendlich die neurologischen Veränderungen, die die Krankheit mit sich bringt. Er kann nicht mehr wie sonst am gesellschaftlichen Leben teilhaben. Sein Verständigungsmöglichkeiten, seine Motorik und seine Ausdrucksfähigkeiten sind auf ein Minimum beschränkt. Was soll er sonst tun, als den wenigen Bewegungen, die er noch beherrscht, mit aller Vehemenz Ausdruck zu verleihen?

Herausforderndes Verhalten ist für Betreuende teilweise schwer in die Alltagsabläufe zu integrieren. Wichtig ist, das eigene nonverbale Verhalten zu beobachten. Das bedeutet: nicht bedrohlich wirken, Abstand halten und nicht diskutieren. Ihrer Stimme kommt hier eine wichtige Rolle zu. Beruhigende Worte mit freundlicher Stimme gesprochen, können in einer solchen Situation deeskalierend wirken. Die Phasen, in denen auch mit Ruhe und guten Worten nichts zu erreichen ist, sollten Sie auch als solche akzeptieren. Das ist in Ordnung. Mit Berührungen sollten Sie vorsichtig sein und den Menschen gut kennen. Wenn leichtes Streicheln an der Hand oder am Arm besänftigend wirkt, ist das gut, aber eine ausgestreckte Hand, die streicheln will, kann schnell missverstanden werden. Wenn nichts mehr geht, dann bleibt nur, aus dem Weg zu gehen und auch aus dem Blickfeld. Situationsbezogenes Handeln ist hier das A und O. Sie müssen die Situation einschätzen und entscheiden, ob Sie Ihre Ziele erreichen können oder nicht.

Mit Ihrem Verhalten, sowohl verbal als auch nonverbal, beeinflussen Sie den Ablauf der Ereignisse. Wenn ein Demenzerkrankter laut schimpfend auf der Flur steht, können Sie ihn bitten, leise zu sein, um die anderen nicht zu stören. Das wird ihn allerdings wohl nicht interessieren, sondern verärgern. Denn nun wird er gemaßregelt, wo er sich doch so aufregen muss. Sie sollten also lieber sein Gefühl spiegeln, indem Sie z. B. sagen, »Herr Meyer, Sie sind aber sehr verärgert. Ich möchte Ihnen gerne helfen.« Auf die Frage, was passiert sei, kann er sehr wahrscheinlich nicht antworten, dass wird erneut für Frustration sorgen. Versuchen Sie abzulenken, indem Sie sagen, »Nun mussten Sie sich so ärgern, kann ich Ihnen als Entschädigung etwas Gutes tun, vielleicht eine Tasse Kaffee?«

Ein Beispiel

Eine Bewohnerin machte mit Händen und Unterarmen Bewegungen, als wenn sie auf etwas einschlüge. Der Betreuer nahm ihre Hände in seine und nahm das Tempo und die Bewegung der Bewohnerin auf. Sie war zunächst erstaunt und verstärkte ihre Bewegungen. Der Betreuer passt sich auch jetzt an. Mit der Zeit begann sie, ihr Tempo zu mäßigen und ihre Hände und Bewegung in seine »abzugeben«, bis es ein gemeinsames Wiegen der Hände wurde. Die beiden blieben eine Zeitlang Hand in Hand stehen, bis die Bewohnerin die Begegnung auflöste und ihrer Wege ging.

Konzentrieren Sie sich darauf, was Sie an Stimmung zwischen den Zeilen, sprich: Worten oder Gesten, wahrnehmen. Diskutieren Sie nicht und lassen Sie Widerstand zu. Sie können niemanden zwingen, ruhig zu werden. Wenn sich jemand nicht beschwichtigen lassen will, dann müssen Sie das akzeptieren. Behalten Sie den Bewohner im Auge und bieten Sie Ihre Hilfe zehn Minuten später noch mal an.

Wenn eine Situationen zu eskalieren droht, müssen Sie auf Ihre und die Sicherheit anderer achten. Geben Sie der Person so viel Raum wie möglich und vermeiden Sie Kontakte zu anderen. Tauschen Sie sich im Team über das Verhalten aus, um zu sehen, wer vielleicht einen Zugang zu dem Betroffenen hat und wie er eventuell beruhigt werden kann.

67. Frage: Gibt es Patentrezepte?

Leider, oder besser glücklicherweise, ist jeder Mensch einzigartig und das macht auch einen ganz individuellen Umgang notwendig. Rezepte, die genau sagen, auf welches Verhalten wie zu reagieren ist, gibt es nicht. Aber Zutaten für die tägliche Arbeit wie Zugewandtheit, »aktives Zuhören«, das Gegenüber ernst nehmen und Respektieren der Ausdrucksformen und der Persönlichkeit, sind schon Teile der Mischung. Sich auf die Situation und den Zustand des Betroffenen zu konzentrieren, kostet definitiv nicht mehr Zeit, als sich später auf umfangreiche Verhandlungen mit dem Betroffenen einzulassen, wenn er die Versorgung oder die Mitarbeit ablehnt.

Die Betreuung ist bei einer beginnenden Demenz anders als bei einem fortgeschrittenen oder einem weit fortgeschrittenen Zustand. Somit kann es auch da keine Rezepte geben, denn der Zustand des Betroffenen verändert sich mit dem Fortschreiten seiner Erkrankung. Was heute noch gut möglich war, kann morgen nicht mehr funktionieren.

Ein Beispiel

Ein Bewohner zeigte in Sekundenschnelle heftige Stimmungsänderungen und wenn er sich irritiert oder gestört fühlte, schlug er sofort und ohne erkennbare Vorwarnung zu. Dieser Mann lag nun im Bett einer anderen Bewohnerin, die ihre Schlafstelle – ebenfalls kompromisslos – nutzen wollte. Die Betreuerin fuhr mit einem Rollstuhl in das Zimmer und verkündete freudestrahlend: »Herr X., ihr Taxi ist da!« und deutete auf den Rollstuhl. Ohne Umstände und mit sichtlicher Freude setzte sich der Mann in das Gefährt und ließ sich über den Wohnbereich fahren. Er hatte sogar so viel Vergnügen daran, dass er den Rest des Tages mit dem Rollstuhl auf dem Flur hin- und herfuhr.
Ein Beispiel dafür, dass mit Fantasie schwierige Situationen zu lösen sein können, aber ein Patentrezept für jeden Betroffenen und jede Situation ist das bestimmt nicht.

Kein Rezept, aber eine grundsätzliche Feststellung ist es, wenn Sie die Betreuung nur **mit** dem Menschen mit Demenz durchführen können, nicht **gegen** ihn. Abwehrhaltung kostet Zeit, Energie, Lebensfreude und die gute Laune von allen Beteiligten.

68. Frage: Wie sollte man mit Konflikten umgehen?

Auch ein Alltag mit einer Demenzerkrankung verläuft nicht immer reibungslos. Wichtig ist es, die Gefühle, also die Empörung, die Wut, den Ärger des Anderen, ernst zu nehmen und den Widerstand zuzulassen. Konflikte mit Menschen mit Demenz geben zunächst erst einmal über deren Gemütsverfassung Auskunft. Das kann dann z. B. ganz praktisch bedeuten, dass Sie heute keine Nagelpflege durchführen sollten, wenn jemand sehr ungehalten oder aufgeregt ist. Das Verletzungsrisiko auf beiden Seiten wäre zu groß. Sollte jemand nicht pünktlich zum Frühstück versorgt und angezogen sein, muss das Frühstück eben warten.

Konflikte vermitteln aber auch einen Einblick in die Vorlieben und Abneigungen eines Menschen. Für die Interaktion miteinander können diessehr wichtige Informationen sein. Überlegen Sie auch, ob Sie den Betroffenen vielleicht unbeabsichtigt provoziert oder verletzt haben. Sind

Sie ihm zu nahe gekommen? Oder ist es einfach für das, was Sie tun wollten, die falsche Tageszeit. Vielleicht duscht er lieber abends als morgens?

Ein Beispiel

Eine Frau war während ihres Berufslebens in einer Führungsposition tätig. Sie war es also gewohnt, Anweisungen zu erteilen und ihren Alltag selbstständig zu bestimmen und zu regeln. Mit der Demenz schwanden ihre sprachlichen Fähigkeiten und sie erteilte ihre Anweisungen zumeist in körperlicher Form. Sie kniff, verteilte Backpfeifen und schubste jeden, der etwas tat, was ihr nicht gefiel. Die pflegerische Grundversorgung konnte bei ihr zu einer Herausforderung für die betreuenden Kräfte werden. Es stellte sich als entscheidend für die Interaktion mit dieser Frau heraus, ihr die Leitung der Tätigkeiten zu überlassen und damit das Gefühl zu vermitteln, die Situation zu bestimmen. Wenn die Pflegekraft sie um Mithilfe bat oder sich selbst als Hilfsperson zur Verfügung stellte, klappt die Versorgung meist recht gut. »Sie wollten sich bestimmt gerade frisch machen. Darf ich Ihnen schon mal den Waschlappen vorbereiten? Dann haben Sie es leichter.« So konnte eine Körperpflegesituation beginnen.

Der praktische Umgang mit Auseinandersetzungen sollte möglichst gelassen sein. Bleiben Sie ruhig, reden Sie nicht dagegen an und überlegen Sie sich Handlungsalternativen. Vermitteln Sie, dass Sie die Gefühle von Wut oder Ärger wahrnehmen und respektieren. Bieten Sie Ihre Hilfe an. Fragen Sie, ob Sie irgendetwas tun können.

Sollte alle Empathie Ihrerseits nicht helfen, beenden Sie im Zweifelsfall die Interaktion. Nur Sie können das Problem lösen! Bleiben Sie also gelassen und geben Sie dem Menschen Zeit, sich zu beruhigen.

69. Frage: Wie wirkt sich Reizüberflutung auf das Verhalten aus?

Reize sind zunächst etwas Positives. Sie sorgen für eine Stimulierung unserer Sinne. Düfte, Bilder oder Musik regen unsere Fantasie an, animieren zum Nachdenken oder zu Bewegung. In einer reizarmen Umgebung wird uns langweilig und wir werden nicht zufrieden sein.

Bei einer kognitiven Einschränkung wirken Reize intensiver, da sie nicht so schnell verarbeitet werden können. Eine Überforderung kann schon entstehen, wenn sich mehrere Menschen unterhalten. Das ist für Menschen mit Demenz zu schnell und zu viel Text auf einmal. Wenn sich dann in einer Wohnküche mehrere Menschen unterhalten, einer davon laut ist und das Radio spielt, führt das schnell zu Überlastung und Gereiztheit.

Reizüberflutung entsteht auch, wenn eine pflegerische Versorgung mit zwei Betreuenden notwendig ist und diese sich über den Kopf des Betroffenen hinweg über die letzte Party unterhalten und dabei an der Person herumzupfen. Der Demenzerkrankte weiß nicht, ob er sich auf die Stimmen und die Worte oder auf die Handlung konzentrieren soll.

Gerade bei schwierigen Pflegehandlungen oder Kommunikationssituationen mit einem erkrankten Menschen, die viel Ruhe erfordern, sollten Sie dafür sorgen, dass Reizüberflutungen bzw. Situationen mit vielen Eindrücken konsequent ausgeschlossen werden.

70. Frage: Welche Bedeutung hat Routine in der Betreuung?

Routinen sind regelmäßige, eingeübte Handlungen und zeigen uns den Weg durch den Alltag. Routinierte Handlungsabläufe spielen im Leben eine große Rolle. Sie schaffen Vertrauen und geben Sicherheit, weil man nicht ständig jede Handlung überdenken muss. Wir wissen, wie eine Kaffeemaschine zu bedienen ist, ohne einzelne Schritte zu überlegen. Das schaffen wir auch morgens im Halbschlaf.

Ein Mensch mit kognitiver Beeinträchtigung kann Routinen nicht mehr abrufen. Daher sollte es in der Betreuung das Ziel sein, so viele Abläufe wie möglich zur Routine werden zu lassen, um diese Sicherheit, zumindest annähernd, wieder herzustellen. Entwickeln Sie gemeinsam neue Handlungsabläufe und lassen Sie in der Betreuungsbeziehung Routinen und damit Sicherheit wachsen. Passen Sie die Handlungsabläufe dem sich verändernden Gesundheitszustand an. Lassen Sie in die Routine auch Rituale wie Begrüßungs- und Verabschiedungsrituale, aber auch Trink- und Essrituale einfließen. Dazu gehören Händeschütteln, Begrüßung und Verabschiedung mit Nennung des Namens, ein freundliches Lächeln, eine Volksweisheit, das Anlegen einer Serviette und ein Winken zum Abschied.

Gerade in schwierigen Situationen können eine freundliche Stimme, vertraute Worte, Gesten und Handgriffe für Entspannung und Sicherheit sorgen. Um Schwierigkeiten vorzubeugen ist es gut, mit bekannten Handlungsabläufen Versorgungssituationen einzuleiten und zu beenden. Der Wiedererkennungswert von Handlungen kann dem Betroffenen die Angst vor Unbekanntem nehmen.

Sie kommen z. B. bei einem Menschen mit beginnender Demenz morgens ins Zimmer und begrüßen mit ihn mit Handschlag und »Guten Morgen«. Vielleicht antwortet er immer mit »Na, ob das ein guter Morgen wird, weiß ich nicht?« Sie wissen das und antworten entsprechend darauf. Danach gehen Sie direkt ins Bad und unterstützen, soweit es erforderlich ist, bei der Körperpflege. Die Kleidung suchen Sie aus, weil seine Frau das auch immer gemacht hat. Anziehen kann er sich selbstständig. Dann gehen sie beide gemeinsam in die Wohnküche und Sie verabschieden sich mit »Lassen Sie sich das Frühstück schmecken«.

Vielleicht braucht ein motorisch unruhiger Mensch eine Person neben sich, um beim Essen sitzen bleiben zu können. Sie können sowohl alte Routinen übernehmen als auch neue gemeinsam entwickeln. Wenn jemand Bäcker war, ist eine frühe Versorgung eventuell sehr wichtig oder jemand hat vor dem Schlafengehen immer warme Milch getrunken, dann übernehmen Sie auch das. Wenn es eine Bäuerin gewohnt war, vor der morgendlichen Körperpflege die Kühe zu füttern und sie diese Tätigkeit einfordert, dann schaffen Sie eine Ersatzhandlung für das Füttern – vielleicht ein Gang durchs Haus – und bieten dann die Köperpflege an.

Wenn Sie wissen, dass Versorgungssituationen Konfliktpotenzial enthalten, sollten Sie ein Ritual entwickeln, um die Situation möglichst schon im Vorfeld zu entschärfen. Das ist keine Garantie für eine gelungene Interaktion, aber es erhöht die Chancen für Zufriedenheit auf beiden Seiten.

71. Frage: Wie wirkt eine Kritik auf Menschen mit Demenz?

Menschen mit Demenz sind keine Kinder, sondern erwachsene Menschen mit viel Lebenserfahrung. Sie haben Kinder erzogen, ein Haus gebaut, Reisen unternommen und ihr Leben selbstständig geführt. Und plötzlich hat jemand den Schlüssel zu seinem Gedächtnis verloren, nicht aber zu seinen emotionalen Fähigkeiten. Die Vergangenheit ist nur noch partiell vorhanden und die Zukunft nicht mehr vorstellbar. Das Leben findet im Augenblick statt. Bevormunden und Maßregelungen sind also sicher nicht hilfreich für einen gelingenden Umgang mit Menschen mit Demenz.

Wenn ein Betroffener sich verweigert, etwas Bestimmtes zu tun, geht er meist von anderen Voraussetzungen aus. Der Hinweis auf ein voll gekleckertes Hemd trifft auf ein völlig anderes Selbstbild. Die Reaktion auf Ihren Hinweis, das Hemd zu wechseln, wird natürlich dementsprechend ungehalten ausfallen, ob dieser Unverschämtheit, man sähe nicht sauber aus.

Versuchen Sie den Zugang nicht über die Defizite zu gestalten. Formulieren Sie lieber positiv, im Sinne von: »Sie sehen heute aber schick aus. Ich habe hier eine Bluse, die passt noch besser zu Ihrem Rock als die jetzige. Möchten Sie die anziehen?« Das erspart dem Betroffenen die Bloßstellung und Ihnen einen Konflikt. Sollte das nicht funktionieren, korrigieren oder diskutieren Sie nicht. Das sorgt nur für Frustration auf beiden Seiten. Es gibt wichtigere Dinge als eine beschmutze Bluse.

Wenn jemand unruhig ist, immer wieder dasselbe fragt, zeigt das nur die Unsicherheit, die Ängste und das deutliche Empfinden, das da etwas ganz und gar nicht stimmt. Maßregelungen wären an dieser Stelle abwertend und überhaupt nicht hilfreich. Sie gäben dem Betroffenen kein gutes Gefühl und würden nur noch für mehr Verunsicherung sorgen. Korrigieren Sie also nicht, sondern akzeptieren Sie die Situation und kommunizieren Sie dementsprechend.

72. Frage: Kann man sich gegen die Wünsche eines Menschen mit Demenz aussprechen?

Sie sitzen in der Wohnküche und reichen einem Bewohner das Mittagessen an. Ein anderer Bewohner kommt dazu, spricht Sie an, nimmt Ihre Hand und möchte, dass Sie mitkommen. Was tun? Wenn Sie Glück haben, bleibt es bei den beiden; wenn Sie Pech haben, kommt noch ein Dritter dazu und will unbedingt jetzt seine Tochter anrufen. Sie können nicht allen gerecht werden. Was ist in der Situation das Wichtigste? Wahrscheinlich das Anreichen der Nahrung. Also müssen Sie sich für diese Interaktion entscheiden und die beiden anderen Personen vertrösten. Das wird wahrscheinlich nicht auf Verständnis treffen. Gehen Sie so ehrlich wie möglich mit Situation um. Erzählen Sie keine Geschichten, sondern sagen Sie, dass Sie später mit dem

Telefon vorbei kommen werden. Das wird keine zufriedenstellende Lösung für die Betroffene sein, weil sie diese Einsicht nicht mehr hat, aber die Alternative wäre, dass alle, auch Sie, unzufrieden und gestresst aus der Situation herausgehen.

Setzten Sie Prioritäten und versuchen Sie, so offen wie möglich mit der schwierigen Situation umzugehen. Sie werden es nicht jedem recht machen können. Das Wichtigste ist, das Sie authentisch und professionell in dem Interessenkonflikt bleiben.

73. Frage: Ist Schreien auch eine Art von Kommunikation?

Ja, Schreien ist auch eine Form von Kommunikation. Die Gründe für lautes Rufen oder Schreien können vielfältig sein, auf jeden Fall scheinen sie ein Ausdruck von Bedürfnissen zu sein. Es kann Schmerz sein, Angst, Langeweile, eine Reaktion auf Medikamente, der Wunsch nach Aufmerksamkeit oder der Versuch, mit sich selbst in Kontakt zu kommen. »Bei der »Selbststimulation« scheinen die Betroffenen wenig Aufmerksamkeit ihrer Umgebung zu widmen, sind in sich versunken und mit einer Art von emotional indifferentem Monolog beschäftigt oder »spielen« mit der eigenen Stimme.«[43] Aktives Zuhören ist in diesen Fällen also notwendig. An welcher Situation, Umgebung kann etwas verändert werden? Funktioniert Basale Stimulation®? Eignen sich Musik, Düfte, Singen? Ändert sich die Lautstärke oder der Ton, wenn Sie den Menschen berühren? Können Sie Muster in der Lautstärke, Häufigkeit oder Tonlage erkennen?

Manchmal lässt sich der Grund für laute Gefühlsäußerungen trotz genauer Beobachtung nicht eruieren. Das heißt aber nicht, dass sie sinnlos sind. Sie müssen trotzdem Wege finden, wie diese Menschen in den Alltag und in die Gemeinschaft integriert werden können. Das wird wahrscheinlich nur in bestimmten, zeitlichen klar abgegrenzten Phasen möglich sein, da diese Lautäußerungen auch für andere Menschen eine große Belastung darstellen. Gerade in kleinen Wohngruppen oder Wohngemeinschaften sind solche Verhaltensweisen natürlich schwer in das Gemeinschaftsleben zu integrieren. Isolation ist aber in den seltensten Fällen das Mittel der

[43] Wojnar 2007, S. 114

Wahl. Für den Zeitraum der Zusammenführung sollte die soziale Betreuung ein Programm anbieten, dass nichts mit Konzentration oder leisen Tönen zu tun hat, sondern Aktionen wie z. B. gemeinsames rhythmisches Klatschen, Marschieren auf der Stelle. Dabei sind die Lautäußerungen nicht so störend wie beim Singen oder Basteln.

Schreien gehört dann zur Kommunikationsform eines Menschen, wenn ihm alle anderen Möglichkeiten abhanden gekommen sind. Das bedeutet, dass Sie ganz genau hinsehen müssen, das Verhalten dokumentieren und versuchen, daraus etwas abzuleiten. Versuch und Irrtum sind dabei gefordert, da diese Situationen eine hohe Professionalität erfordern, um sie nicht eskalieren zu lassen.

74. Frage: Wie geht man mit Schamgefühlen um?

Schamgefühle und peinliche Situationen lassen sich im pflegerischen Alltag nicht gänzlich vermeiden – das betrifft sowohl die Betreuenden, den kognitiv beeinträchtigten Menschen und nicht selten auch die Angehörigen. Wo jemand die Grenze zieht, ist ganz individuell. Zu unserer Sozialisation gehört die Entwicklung von Schamgefühlen wie das Erlernen einer Sprache. »Das tut man nicht« betrifft in der Erziehung Verhalten, Sprache und Umgang.

Schamgefühle bei Mensch mit Demenz

Gerade Menschen mit beginnender Demenz leiden unter peinlichen Ereignissen. Das Verschütten von Getränken, Wortfindungsstörungen oder erste Probleme mit Blasenschwäche können die Auslöser sein. Diese Situationen müssen sehr vorsichtig überbrückt werden und Sie sind mit Ihrer Professionalität gefragt. Mit Offenheit dem Unwohlsein begegnen wäre eine Möglichkeit, vielleicht auch sensibel eingesetzter Humor. Auf gar keinen Fall sollten Sie in eine Babysprache verfallen, das wäre verletzend. Lieber leiten Sie den Betroffenen schnell und routiniert mit begleitenden Äußerungen durch die Handlung. Wenn z. B. ein Getränk verschüttet wurde, können Sie darauf hinweisen, dass die Tasse schwer ist. Stellen Sie nicht bloß, sondern bagatellisieren Sie ruhig die Situation.

Schamgefühle bei Betreuenden

Die Betreuung von Menschen mit fortgeschrittener Demenz kann auch Betreuende an ihre Grenzen bringen. Herausforderndes und enthemmtes Verhalten, Wahnvorstellungen und Beschuldigungen bringen viele Pflegekräfte an den Rand der Professionalität. Als Pflegekraft haben Sie täglich mit den Folgen des Kontrollverlustes über Körperfunktionen zu tun. Das gehört zu Ihrer Berufsroutine, aber jeder hat wohl seine eigene Schamgrenze, wo die Professionalität aufhört und die Persönlichkeit beginnt. Wichtig ist hier, dass Sie im Team damit umgehen. »Pflegende sprechen nur in sehr geschütztem Rahmen von ihren Gefühlen, die sie haben, wenn sie Kot zwischen Heizungsrippen hervorholen, aus Steckdosen kratzen oder ihn als »Praline« geschenkt bekommen.«[44]

Erst den Stuhlgang von einem Menschen zu entfernen, vielleicht auch den Mund zu säubern, weil er den Stuhlgang gegessen und das alles mit Respekt und Wertschätzung zu verbinden, ist eine emotionale Meisterleistung. Sie müssen lernen, diese Grenzsituationen zu kommunizieren. Nur so können Sie anderen und sich selbst darüber hinweg zu helfen und vermeiden, dass der Mensch mit Demenz darunter leidet.

Schamgefühle bei Angehörigen

Angehörige schämen sich für das enthemmte Verhalten ihrer Erkrankten, von denen sie die auffällige Verhaltensweisen, die sie krankheitsbedingt entwickeln, überhaupt nicht kennen. Sie schämen sich für die Ehefrau, die plötzlich während der Andacht aufsteht und mit dem Pastor schunkeln möchte. Wie peinlich ist es für einen Vater, sich von der Tochter bei dem Gang zu Toilette begleiten lassen zu müssen?

Scham, Verzweiflung und Wut liegen nicht selten nah beieinander. Es hilft nur, diese Gefühle auch zu benennen. Angehörige können eine Selbsthilfegruppe nutzen und Betreuende eine Supervision, um dem Betroffenen mit viel Einfühlungsvermögen und Offenheit bei seiner Gefühlsarbeit behilflich zu sein. Der Betroffene selbst kann nur darauf vertrauen, dass er Menschen um sich hat, die ihn taktvoll in solchen Situationen begleiten.

44 Gröning 2001, S. 13

75. Frage: Kultursensible Pflege – einfach nur eine andere Sprache?

In der Pflege von dementen Menschen mit Migrationshintergrund ist empathisches Verhalten sehr wichtig. In anderen Kulturen wird anders mit Krankheit und Trauer umgegangen. Das muss bei der Versorgung berücksichtigt werden, ebenso die Intimsphäre bei der Körperpflege. Inwieweit darf ein Mann eine Frau versorgen oder umgekehrt? Vorteilhaft ist es, wenn auch die Betreuungskräfte aus unterschiedlichen Kulturkreisen kommen. Dann muss der an Demenz erkrankte türkische Mensch nicht nur in einer deutschsprachigen Umgebung leben, sondern kann weiter seine Landessprache hören.

Wer ist Ansprechpartner in der Familie? Wie sind die Essgewohnheiten? Gibt es bestimmte hygienische Maßnahmen zu beachten? Gibt es einen Wunsch nach einem Hausarzt? Wird auf bestimmte Festtage besonderen Wert gelegt?

Viele Fragen sind bei der Interaktion mit Menschen mit Demenz mit Migrationshintergrund zu beachten. All das verlangt zu dem üblichen wertschätzenden Umgang auch Toleranz. Die Lebensweise des anderen müssen Sie nicht unbedingt verstehen, aber tolerieren. »Es ist eine unserer vornehmlichen Aufgaben, jedem unserer Bewohner/jede Bewohnerin den eigenen gesunden Stolz als Gefühl einer Zufriedenheit mit sich selbst … zuzugestehen und zu fördern.«[45] Und das ist unabhängig von der Landessprache.

76. Frage: Wie geht man mit Verkennung um?

Verkennung bedeutet, dass ein Mensch mit Demenz versucht, sich mit einer Zahnbürste die Haare zu kämmen oder die Glaskugeln vom Weihnachtsbaum isst, weil er sie für Äpfel hält. Körperlotion oder Desinfektionsmittel hält er für Getränke gehalten. Der Betroffene verkennt also den Sinn oder Zweck eines Objekts.

Wenn ein Mensch versucht, die Erdbeeren, die auf das Tischset gedruckt sind, zu essen, sollte möglichst andere Sets aufgelegt werden. Sie können natürlich darauf aufmerksam machen, dass die Erdbeeren täuschend echt aussehen. Aber ein Demenzerkrankter, der immer wieder Dinge verkennt,

45 Paillon 2010, S. 203

wird bei der nächsten Mahlzeit wahrscheinlich wieder versuchen, die Beeren auf dem Set zu pflücken.

Verkennungen gehören zur fortgeschrittenen Demenz dazu. Die Umgebung sollte auf dieses Phänomen insofern eingestellt sein, dass möglichst alles essbar ist oder nicht zum Essen reizt. Das heißt, dass Dekorationsgegenstände entweder so groß sind, dass sie nicht gegessen werden können oder so klein, dass sie auf »natürlichem Weg« wieder heraus kommen. Pflanzen dürfen nicht giftig sein oder sollten aus Plastik bestehen.

Sie werden im Vorfeld nicht alles bedenken können, was verkannt wird. Sie sollten aber nicht überrascht sein, wenn jemand Mülltüten isst, Geschirr in der WC-Schüssel spült oder Glühbirnen zweckentfremdet. Wichtig ist, in der Situation schnell und angemessen zu reagieren.

77. Frage: Wie kann man Wanderer erreichen?

Das Phänomen des Wanderns ist bei Menschen mit Demenz häufig zu beobachten. Es drängt sich die Vermutung auf, dass sich die schwindenden kognitiven Fähigkeiten in Motorik umwandeln.

Menschen, die nach Hause/zu ihrem Partner/ihren Kindern möchten, sind zum einen auf der Suche nach etwas Konkretem, zum anderen aber auch auf der Suche nach dem emotionalen Bezug, für den das Zuhause/der Partner/die Kinder stehen. Sie suchen Geborgenheit, Nähe und Verständnis. Selbst Menschen, die in ihrer Häuslichkeit versorgt werden, wollen nach Hause. Der Begriff »Zuhause« ist für die meisten Menschen verbunden mit einem Lebensgefühl. Nicht anders verhält es sich bei einem kognitiv eingeschränkten Menschen. Sicherlich ist hier zunächst danach zu schauen, wie das Bedürfnis nach Schutz und Sicherheit, nach etwas Vertrautem, befriedigt werden kann. Das Milieu, in dem sich Vertrautes entdecken lässt, spielt also auch hier eine Rolle.

Ganz praktisch geht es aber auch darum, dass einen hohen Kalorienbedarf haben und deshalb während des Wanderns immer wieder mit Essen und Trinken versorgt werden (Eat-by-walking) sollten. Diese Momente des begleitenden Kontakts lassen sich gut für einen kleinen Plausch oder eine Streicheleinheit nutzen. Interaktion findet hier beim Mitwandern, vielleicht Arm in Arm, durch das Haus und/oder bei dem Anreichen von Fingerfood oder hoch kalorischen Snacks statt.

78. Frage: Wie reagiert man auf sexuell motiviertes Verhalten?

Das Thema Sexualität und der Wunsch nach Nähe sind auch bei einer demenziellen Erkrankung sehr präsent. Grundsätzlich ist die Privatsphäre eines Menschen zu achten und der Wunsch nach Nähe zu respektieren. In stationären Einrichtungen ist die Einhaltung der Privatsphäre nicht immer möglich. Wenn Sie aber in Betreuung feststellen, dass es sich bei einem Betroffenen um ein drängendes Thema handelt, sollten Sie prüfen, welche Möglichkeiten sich zur Bedürfnisbefriedigung bieten.

Sexualität und Menschen mit Demenz

Gerade bei jüngeren Demenzerkrankten gehören zwischenmenschliche Beziehungen zum Leben. Wohngemeinschaften und stationäre Einrichtungen wissen, wie schnell sich Paare finden und auch wieder trennen. Da werden Zärtlichkeiten ausgetauscht, da wird auf der Couch die Nähe eines anderen gesucht und der Tanztee zum Kuscheln genutzt. Sie sollten dieses Verhalten nicht kommentieren oder belächeln. Es ist Alltag und Normalität und eine Thematisierung bleibt für die Betroffenen peinlich. Auch wenn Sexualität und Gefühle durch die demenziellen Veränderungen plötzlich öffentlich und exzessiver gelebt werden, als es die meisten von uns vermittelt bekommen haben.

Neben dem ganz normalen Wunsch nach Nähe, kann es auch zu übersteigerter Sexualität oder sexuell motivierten Äußerungen in Verbindung mit Vulgärsprache kommen. Diese Verhaltensweisen sollten Sie nicht tabuisieren, sondern im Team besprechen. Analysieren Sie, woher das Verhalten kommen könnte, tritt es nur in bestimmten Situationen oder bei bestimmten Betreuenden auf und wie soll und kann man damit umgehen. Das sexuell enthemmte Verhalten wird nicht gewertet und der Betroffene nicht belächelt. Wenn es zu öffentlichen sexuellen Handlungen kommt, versuchen Sie den oder die Betroffenen mit freundlichen Worten in ein Zimmer zu begleiten, damit er/sie dort ungestört sind. Öffentliches Masturbieren und Zweisamkeit im öffentlichen Raum sind Situationen, in denen viel Sensibilität von den Betreuenden gefordert ist, sowohl in der verbalen als auch in der handelnden Reaktion auf die Ereignisse.

Auch diese enthemmten Versuche, die eigene sexuelle Identität aufrecht zu erhalten, sind ein Stück Normalität und sollten als solches gewertet werden.

Sexualität und Betreuende

Sexuell motiviertes Verhalten kann Sie in Ihrer Professionalität an Ihre Grenzen bringen, da es Ihre persönlichen Schamgefühle zu verletzt. Zunächst einmal ist festzuhalten, dass jeder Mensch seine Sexualität ausleben kann, solange er andere dadurch nicht einschränkt oder belästigt. Bei einer übersteigerten Sexualität kann es zu Belästigungen sowohl bei Pflegekräften als auch bei anderen Betroffenen kommen.

Teamarbeit ist hier ganz wichtig. Auch wenn es vielleicht am Anfang peinlich ist, sprechen Sie alles an, was Ihnen auffällt und was Sie als unangenehm empfinden. Beschreiben Sie im Team das Verhalten. Vielleicht lassen sich Muster für auffälliges Verhalten erkennen. Zeigt sich das Verhalten nur bei Frauen oder auch bei Männern? Gibt es bestimmte Tageszeiten, wo es am häufigsten auftritt? Anzügliche oder vulgäre Bemerkungen sollten auf keinen Fall moralisch bewertet oder persönlich genommen werden. Hier ist eine sehr professionelle Haltung wichtig, weil es so schwer ist, das nicht persönlich zu nehmen.

Achten Sie in der Interaktion auf genügend Distanz, bleiben Sie im Gespräch unverbindlich und gehen Sie nicht auf Anzüglichkeiten ein. Brechen Sie die Körperpflege ab, wenn es zu belastend für Sie wird. Gehen Sie aber nicht wortlos, sondern sagen Sie, warum Sie den Betroffenen nicht weiter versorgen. Bitten Sie, wenn möglich, einen Kollegen um Unterstützung oder warten Sie, bis sich die Situation entschärft hat.

Wenn die sexuellen Anspielungen für Sie grenzüberschreitend sind, dann sagen Sie das. Verletzen Sie nicht die Person, sondern distanzieren Sie sich von den Äußerungen. Sagen Sie, dass diese Bemerkungen Ihnen unangenehm sind. Reagieren Sie auf Annäherungen immer freundlich, aber klar ablehnend und bestimmt.

Wenn Sie von Paaren wissen, die sich gefunden haben, achten Sie auf die Intimsphäre. Klopfen Sie an, wenn Sie ein Zimmer betreten und respektieren Sie den Wunsch nach Zweisamkeit.

Sexualität und Angehörige

Für Lebenspartner, aber auch für Kinder kann die Sexualität eines an Demenz Erkrankten Familienmitgliedes eine große Herausforderung darstellen. Nehmen Sie den Angehörigen ihre Scham und sprechen Sie z. B. bei einer Pflegekonferenz das Verhalten an und versichern Sie, dass das Verhalten in Ordnung ist. Gerade wenn sich neue Partnerschaften gefunden haben und es noch Ehepartner gibt, ist das natürlich eine verletzende Erfahrung. Sprechen Sie die Ehepartner an und versuchen Sie klarzustellen, wie diese damit umgehen möchten.

In manchen Einrichtungen hat man sich inzwischen darauf verständigt, Sexualbegleiterinnen zu engagieren, die dem Wunsch nach Zärtlichkeit professionell nachkommen. Diese Entlastung für die Betroffenen, die Pflegekräfte und die Angehörigen kann gar nicht hoch genug eingeschätzt werden.

79. Frage: Wie reagiert man auf ständige Wiederholungen?

Ständige Wiederholungen sind ein häufiges Phänomen in der Demenz. Es kann sich dabei um Wiederholungen im verbalen Bereich wie einzelne Wörter, Namen, Fragmente eines Satzes oder ganze Sätze handeln oder um Handlungen. Dazu gehört das ständige Öffnen und Schließen einer Handtasche, Wischbewegungen oder das Falten eines Tuches. Durch Wiederholungen können Unruhe und Gereiztheit bei anderen auftreten. Gerade bei Menschen am Beginn der Erkrankung stoßen solche Verhaltensweisen auf Unverständnis und verursachen Ärger, der zumeist laut und deutlich geäußert wird.

Wiederholungen sind zumeist ein krankheitsbedingtes Symptom. Schließen Sie zunächst offensichtliche Ursachen wie Langeweile, Schmerzen und Ängste aus. Wenn es möglich ist, immer wieder auf die Äußerungen zu antworten, dann sollten Sie das tun. Vielleicht ist auch Ablenkung möglich oder es hilft, den Menschen in den Arm zu nehmen. Vielleicht gibt es etwas, worauf der Betroffene reagiert, z. B. Musik oder eine bestimmte Beschäftigung. Kein Mensch mit Demenz wiederholt dauerhafte Laute, um andere zu ärgern, sondern es handelt sich um eine Form der Mitteilung seines Zustandes.

Wenn sich trotz aller Versuche und Ausschlussverfahren nichts ändert, können Sie das Verhalten nur akzeptieren und müssen einen Weg finden, wie Sie im Alltag und in einer Gruppe damit umgehen. Sprechen Sie im Team darüber, ob jemand Zugang zu dem Betroffenen bekommen hat und zumindest das Verhalten minimieren konnte. Bleiben Sie geduldig und sagen Sie nie, dass Sie die Geschichte schon kennen oder zum 100. Mal hören. Ungeduld oder Bloßstellen wären kontraproduktiv und respektlos.

80. Frage: Wie geht man mit Aggressionen um?

Aggressionen sind also etwas Alltägliches und nicht automatisch unsozial. Sie bedeuten zunächst nur eine Widerstandsäußerung gegen eine Person oder eine Handlung. Dieser Widerstand zeigt sich nicht nur in körperlicher Gewalt oder Sachbeschädigung. Aggressionen bahnen sich auch subtiler ihren Weg. Ärger, Wut und Stress können sich in verbaler und nonverbaler Form wie Beleidigung, unhöfliche Gesten, Missachtung oder Beschuldigungen ausdrücken.

Menschen mit Demenz und aggressives Verhalten

Mangelnde Krankheitseinsicht und eine Fehleinschätzung der Situation können zu unkontrollierten Gefühlsausbrüchen führen. Aggression zeigt sich, wenn jemand gestresst, misstrauisch, wütend, in Bedrängnis oder unter Druck ist. Aggressionen kaschieren die Angst, die sich durch die steigende Unsicherheit aufgebaut hat. Vielleicht ist es auch der verzweifelte Versuch, Ordnung zu halten, um das eigene innere Chaos zu beherrschen. Die Reflexion über das eigene Verhalten ist nicht mehr möglich und wäre sicherlich auch zu schmerzhaft. Also ist es einfacher, die Schuld bei einem anderen zu suchen. Eine durchaus nachvollziehbare Handlung. Das weist deutlich darauf hin, dass eine verbale Auseinandersetzung oder Erklärungsversuche wenig Zweck haben. Schließlich wehrt sich der Betroffene ja nur gegen eine vermeintlich ungerechte Behandlung. In diesem Fall ist die Aggression eigentlich eine angemessene Reaktion.

Betreuende und der Umgang mit aggressiven Handlungen

Als Betreuende sollten Sie eine verständnisvolle Haltung zeigen, verbunden mit dem Versuch, dem Betroffenen den Druck und das Unwohlsein über das eigene Versagen zu nehmen. Nehmen Sie die Stimmung auf. Also formulieren Sie, dass jemand aufgeregt ist und bestätigen Sie das Gefühl. Ihrer Stimme, die ruhig und freundlich sein sollte, kommt hier eine große Bedeutung zu. Gerade Frauen müssen aufpassen, nicht in stimmliche Höhen zu wechseln, die für das Ohr eher unangenehm sind und Aggression vielmehr forcieren als beruhigen. Wenn alles Beschwichtigen nichts nützt und sich der Demenzerkrankte nicht beruhigen will oder handgreiflich wird, bleibt nur der Rückzug. Überforderung in Verbindung mit Druck oder Zwang fördern die Aggression nur noch mehr.

Aggression ist häufig ein Problem, wenn es bei Männern auftritt. Das macht gerade die pflegerische Versorgung von Männern zu einer Herausforderung, da die körperliche Überlegenheit nicht zu ignorieren ist. Halten Sie Distanz, um Ihr Gegenüber nicht zu bedrängen und geben Sie ihm Raum für seine Gefühle. Sie sollten keine Bedrohung darstellen und im Alltag möglichst viele Möglichkeiten zum »Abreagieren« bieten, also Aktivitäten wie Spaziergänge, Kegeln, rhythmisches Klatschen, Wandern oder Tanzen.

Ein Beispiel

Herr M. ist ein Mensch, der erheblich kognitiv beeinträchtigt ist und viel Raum benötigt. Seine Stimmungen schwanken von Ärger, über das Schimpfen mit nicht anwesenden Personen bis zu plötzlichen Weinattacken. Er ist immer auf der Suche nach seinem »Schatzi«, selbst wenn seine Frau direkt neben ihm steht. Er wandert fast den ganzen Tag durch die Einrichtung und ist nur für kurze Ruhepausen mal an einem Essplatz oder auf einem Ruhesessel zu finden. Wenn er schimpft, ist er kaum zugänglich. In seinen traurigen Phasen ist er für Ansprache offen. Wenn er weint, lässt er sich in den Arm neben, streicheln und trösten. Zwar bleibt er auch dann nicht lange bei der Betreuungskraft stehen, aber er kommt immer wieder zurück, um sich umarmen zu lassen.
Herr M. bestimmt die Dauer und die Art des Kontakts. Damit lassen sich die ungehaltenen Phasen nicht verhindern, aber die traurigen manchmal etwas erleichtern.

Aggressives Verhalten gegenüber anderen Betroffenen

Zumeist reagieren Menschen mit Aggression, wenn es zu Unterbrechungen der Alltagsroutine und damit zum Verlust der Sicherheit führt. Betreuende sollten darauf achten, dass dies nicht passiert, denn andere Betroffenen sind nicht in der Lage, deeskalierend zu wirken. Aggressionen entstehen, wenn jemand im Weg steht oder der Stammplatz besetzt ist. Das Verhalten ist aus Sicht des Betroffenen völlig in Ordnung.

Vermitteln Sie möglichst zwischen den streitenden Parteien. Wenn das nicht zur Zufriedenheit möglich ist, kann auch eine klare Haltung hilfreich sein, aber Sie sollten möglichst eine Alternative bieten. »Herr Meier, dieser Stuhl ist besetzt, aber dort am Fenster ist ein Plätzchen frei. Von dort können Sie in den Garten schauen. Bitte begleiten Sie mich dorthin.« Fragen Sie nicht, ob er sie begleiten möchte, sondern zeigen Sie ihm den Weg und versuchen Sie, ihn so abzulenken.

81. Frage: Wie geht man mit wahnhaftem oder halluzinierendem Verhalten um?

Halluzinationen sind Sinnestäuschungen, die wie reales Erleben wirken. Die Betroffenen hören die Stimmen wirklich oder sind davon überzeugt, dass sich ein Mann im Schrank verbirgt. Wahnvorstellungen beziehen sich eher auf Vorstellungen oder Gedanken, wie vergiftet, betrogen oder bestohlen zu werden. Die Annahmen, die sich durch die Sinnestäuschungen ergeben, sind »vernünftigen« Argumenten nicht zugänglich.

Am häufigsten tauchen in der beginnenden Demenz Sinnestäuschungen auf. Diese führen zu vermehrter Angst und Unruhe. Das ist auch gut vorstellbar, denn immer wieder das Gefühl zu haben, bestohlen zu werden, vom Partner betrogen zu werden oder vergiftetetes Essen zu sich zu nehmen, ist sicherlich ungemein anstrengend. Das führt zu Reizbarkeit, Unsicherheit und Angst.

Über den Umgang mit Wahnvorstellungen oder Halluzinationen gibt es unterschiedliche Meinungen. Wichtig ist, immer im Dialog zu bleiben. Das kann so aussehen, dass die Fantasien seitens der Betreuung freundlich, aber bestimmt, völlig negiert werden. Das verlangt viel Feingefühl, da das Vertrauen sehr schnell verloren gehen kann. Schließlich sieht der Betroffene Mäuse unter seinem Bett und wenn Sie das abstreiten, fühlt er sich nicht ernst genommen. Eine weitere Methode wäre die Akzeptanz der Mäuse und die Vertreibung derselben. Vielleicht ist das Problem damit gelöst oder aber der Betroffene glaubt, die Mäuse haben sich nur vertreiben lassen, weil Sie mit den bösen Mächten unter einer Decke stecken.

Eine weitere Möglichkeit besteht darin, das Gefühl der Angst, und darum geht es ja zumeist, validierend aufzunehmen. »Ich kann mir vorstellen, dass Mäuse unter dem Bett Sie ängstigen. Ich kann sie aber nicht sehen. Was können wir gemeinsam gegen die Angst tun?«

Damit nehmen Sie die Gefühle ernst, bestätigen aber nicht die Täuschung und bieten Ihre Hilfe an, um gemeinsam das Problem zu lösen. Vielleicht liegt es an einer ungünstig stehenden Lampe, die Schatten wirft oder an einem Bild, das schlechte Erinnerungen weckt.

Sollte das nicht helfen, ist im Sinne des Wohlbefindens des Betroffenen das »Mitgehen« möglich. Priorität sollte die validierende Lösung haben, aber bei dem zur Verfügung stehend Zeitkontingent wird man auch auf das »Mitgehen« zurückgreifen müssen. Das kann für den Wohlfühlfaktor des Betroffenen die schnellste und sicherste Lösung sein. Allerdings darf das nicht zu einer Standard-Schnelllösung führen. Sie sollten immer erst die Stimmung aufnehmen und versuchen, zu trösten, zu beruhigen und Sicherheit zu vermitteln, bevor Sie »mitgehen«.

Das Portemonnaie, der Schlüssel, die Brille sind weg und der Betroffene ist bestohlen worden, was er laut kundtut. Diskutieren Sie nicht, sondern zeigen Sie Interesse für die verschwundenen Gegenstände, die Orte, wo sie gelegen haben könnten und nehmen Sie das Gefühl der Empörung auf. Versuchen Sie nicht zu beweisen, dass der Betroffene selbst die Dinge verlegt hat. Das wird ihn nur noch mehr verärgern. Außerdem vermittelt es das Gefühl, nicht ernst genommen zu werden. Wenn Sie die Möglichkeit haben, suchen Sie gemeinsam. Sollte die Suche ergebnislos sein, signalisieren Sie, dass Sie sich um die Sache kümmern werden. Versuchen Sie, entlastend und beruhigend zu wirken.

Wenn Sie selbst des Diebstahls beschuldigt werden, bleiben Sie ruhig. Streiten Sie nicht, bekunden Sie Ihr Bedauern über die Situation und dass Sie sich gar nicht erinnern können, die Brille/das Geld eingesteckt zu haben. Versichern Sie, dass Sie sofort alle Taschen durchsehen werden. Wenn möglich, gehen Sie erst einmal aus der Konfliktsituation und holen Sie eine Kollegin als »Vermittler«, die die Gefühle des Demenzerkrankten aufnimmt und Sie aus der »Gefahrenzone« holt, bis sich die Gemüter wieder beruhigt haben. Zu Ihrem eigenen Schutz sollten Sie Beschuldigungen und ihre Entstehung genau dokumentieren.

Erhebliche Vorsicht ist bei Notlügen geboten. Zu schnell ist das Vertrauen verspielt und nur schwer wieder zurück zu gewinnen.

82. Frage: Wie geht man damit um, wenn ein Mensch keine Versorgung zulässt?

Zunächst einmal kann kein Mensch gezwungen werden, sich versorgen zu lassen. Bedenken Sie immer, dass die Demenz den Menschen am kooperativen Verhalten hindert. Ihm fehlen die Möglichkeiten, seine Wünsche oder Ängste zu artikulieren, also muss er diese anders äußern.

Akzeptieren Sie deshalb zunächst ein ablehnendes Verhalten. Lassen Sie dem Betroffenen Zeit, sich aufzuregen oder andere Dinge zu erledigen und versuchen Sie Ihr Glück später noch einmal. Wenn es Handlungen sind, die keinen Aufschub dulden, sollte es eine Kollegin oder ein Kollege versuchen. Manchmal hilft schon eine kurze Auszeit oder eine andere Person, die unbeteiligt dazu kommt, um eine Konfliktsituation zu entspannen.

Es kann hilfreich sein, wenn Sie für konfliktanfällige Situationen Rituale entwickeln, damit Sie schwierige Situationen frühzeitig umschiffen können. Manchmal helfen auch Ablenkung und eine Veränderung der Situation. Eine Versorgung gegen den Willen eines Menschen mit Demenz sollte nur im Notfall erfolgen. Keine Körperpflege ist so wichtig, dass sie menschenunwürdiges Verhalten rechtfertigt.

Ein Beispiel

Eine Frau mit weit fortgeschrittener Demenz und schwindenden verbalen Verständigungsmöglichkeiten legte trotzdem Wert auf ihre Eigenarten. Sie liebte es, im Bett zu liegen und konnte Aktivitäten jeglicher Art wenig Begeisterung entgegen bringen. Zudem fror sie schnell, was häufig bei der Körperpflege für Konflikte sorgte. Die Pflegekraft reagierte irgendwann darauf, indem sie alles vorbereitete, was für das Waschen notwendig war und dann die Bewohnerin wieder mit der Bettdecke zudeckte. Daraufhin begann sie die Frau unter der Bettdecke zu waschen und soweit zu versorgen, wie es ging. Die Bewohnerin fror nicht mehr und ließ sich deutlich besser versorgen. Durch diesen Kompromiss konnten beide zufriedener aus der Situation gehen.

83. Frage: Lassen sich herausfordernde Verhaltensweise lösen?

Nicht wirklich. Sie können versuchen, das Leben eines kognitiv veränderten Menschen zu erleichtern und sich bemühen, ihm Gutes zu tun. Sie werden aber aus einem unglücklichen Menschen keinen glücklichen machen können. Genauso wenig können Sie die Krankheit und die damit verbunden Defizite wegzaubern. Sie können die Trauer und die Wut, die der Verlust der wichtigsten menschlichen Fähigkeiten mit sich bringt, annehmen und akzeptieren. Sie können dem Menschen mit Demenz mithilfe Ihrer Kommunikationsformen Ihre Achtung und Wertschätzung vermitteln und für ihn da sein, wenn er Hilfe benötigt. Sie können nur versuchen, die Situation für den Betroffenen zu erleichtern und erträglich zu machen. Das ist Ihre Aufgabe als Betreuende.

7 KOMMUNIKATION IN EIGENER SACHE

Die Pflege und Betreuung von Menschen mit Demenz ist sehr bereichernd, aber zeitweise sehr anspruchsvoll. Damit Sie nicht krank werden oder sich überfordern, müssen Sie auch auf sich selbst achten. Sie sollten nach Möglichkeiten der Entlastung suchen und nach Gelegenheiten, um aufzutanken.

84. Frage: Wie sollte die Weitergabe von Informationen an Kolleginnen und Kollegen aussehen?

Die vorangegangenen Kapitel haben gezeigt, wie wichtig Gespräche untereinander sind, um professionell zu arbeiten. Informationen über die Klienten werden zumeist bei den Schichtübergaben oder bei Fall- bzw. Bewohnerbesprechungen weitergegeben. Wie ist der Ablauf dieser Besprechungen? Werden dort nur pflegerische Mitteilungen weitergegeben oder auch Eindrücke und Erlebnisse, die über den Gemütszustand des Betroffen Ausdruck geben?

Informell, zum Beispiel in einer Kaffeepause, werden sicher sehr viele wichtige Informationen weitergegeben, die aber oft nicht den Weg in die Dokumentation finden. In Bewohner- oder Fallbesprechungen werden in der Regel ganz bestimmte Aspekte der Betreuung benannt und bei Pflegekonferenzen besprechen Sie mit Angehörigen oder Rechtsbetreuern die allgemeine Situation oder einzelne Probleme. Wo aber bleiben die wichtigen Erfahrungen, die in der Interaktion, im täglichen Miteinander zwischen Bewohnern und Betreuenden gemacht werden?

In der Mäeutik ist die Kommunikation unter Pflegenden ein Gradmesser für die Professionalität. »Die Professionalität von Pflegenden basiert auf einer spezifischen Wechselwirkung zwischen individueller Reflexion und gemeinsamer Kommunikation.«[46] Wenn Sie und Ihre Kolleginnen und Kollegen in Übergaben oder Besprechungen Beobachtungen und individuelle Eindrücke ansprechen, dient das Ihrer Fachlichkeit und damit sind Sie für den Betroffenen eine Hilfe in seinem Alltag.

---

[46] Kooij 2010, S. 76

Behalten Sie Ihr Wissen und Ihre Erfahrungen nicht für sich! Teilen Sie sich mit und lernen Sie aus den Erkenntnissen der anderen.

85. Frage: Wie wichtig ist der Austausch mit Kolleginnen und Kollegen?

Er ist das A und O. Dazu zählt sowohl der offizielle Austausch in Schichtübergaben oder Besprechungen als auch der informelle. Zum einen hilft es, aus den Erfahrungen anderer zu lernen und den Blick durch andere zu schulen und so zuverlässige Krankenbeobachtung leisten. Zum anderen ist der Umgang mit Menschen mit Demenz eine sehr emotionale Arbeit. Sie müssen viele Erlebnisse verarbeiten, die sich andere Menschen gar nicht vorstellen können. Ein Ventil für diese Episoden und die damit verbundenen Gefühle ist wichtig. Ausgebrannte oder lustlose Mitarbeiterinnen und Mitarbeiter sind unzufrieden, können keine professionelle Arbeit leisten und sind nicht bereit, sich emotional einzulassen.

Zu diesem Austausch gehört es auch, einmal Klartext zu reden. Im Team, ganz unter sich, ohne Betroffene, Angehörige und Leitungskräfte müssen Sie reden können wie Ihnen der Schnabel gewachsen ist. Das ist wichtig für die Arbeitshygiene. Es entlastet Sie, wenn Sie über das Verhalten eines Bewohners sprechen; über den schwierigen Angehörigen, der Sie wieder von der eigentlichen Arbeit abgehalten hat oder wenn Sie einfach mit anderen über amüsante Szenen lachen.

86. Frage: Wie wichtig ist Supervision?

Supervision ist eine Beratungsform für Einzelpersonen oder Gruppen, die die Reflexion und Verbesserung u.a. des beruflichen Handelns im Fokus hat.

Da die Arbeit mit Menschen mit Demenz emotional sehr intensiv sein kann, sollte Supervision ein fester Bestandteil des Pflegealltages sein. Es ist für Ihre Professionalität und die Qualität wichtig, über Ihre Arbeit zu reflektieren. Wenn es Ihnen gut geht, spiegelt sich das in der Versorgung wider. Sie werden dann eine professionelle und fachlich hochwertige Betreuung von Menschen mit einer Beeinträchtigung leisten können.

Es muss nicht immer die klassische Supervision sein. Es gibt auch praxisorientierte Gesprächsmodelle, die mit konkreten Beispielen und Rollenspielen Themen aus dem Alltag bearbeiten. So können Fallbeispiele gezielt aufgearbeitet werden, um daraus zu lernen, sich zu erproben und Sicherheit für Stresssituationen zu gewinnen. Auf jeden Fall sollten Fortbildungen zum Bereich »Konfliktgespräche« unbedingt auf Ihrer Agenda stehen.

87. Frage: Wie wichtig ist Reflexion für das eigene Handeln?

Reflektieren bedeutet, darüber nachzudenken, wie Sie in welcher Situation gehandelt haben. Das betrifft sowohl Situationen, bei denen Sie ein gutes Gefühl hatten, als auch Interaktionen, die nicht zufriedenstellend verlaufen sind. Sie können viele Fortbildungen besuchen, aber wenn Sie nicht bereit sind, sich zu hinterfragen, bleibt das alles Halbwissen.

Das Gelernte aus den eigenen Erfahrungen, dem Erleben der Kolleginnen und Kollegen und Fortbildungen, Supervisionen etc. anzuwenden, auszuprobieren und dann zu analysieren, warum die Versuche erfolgreich waren, wird Ihren Erfahrungsschatz erweitern und Ihnen damit Sicherheit geben. Nur so können Sie sich weiter entwickeln. Sie müssen in den vielen Sequenzen, in denen Sie mit an Demenz erkrankten Menschen allein sind, täglich eigenverantwortlich entscheiden und handeln. Um Ihre Funktion als Expertin für die Bedürfnisse der kognitiv beeinträchtigten Menschen auszufüllen, müssen Sie sich immer wieder überprüfen und Fehlentscheidungen zur Weiterentwicklung nutzen.

Fehler sind ebenfalls dazu da, um aus ihnen zu lernen. Dass sie passieren, wird sich nicht vermeiden lassen, aber wichtig ist, sie als solche zu erkennen und nicht einfach zu übergehen. Überprüfen Sie anhand der Fehlleistung Ihre Arbeit. Reflektieren Sie auch oder gerade die »verunglückten« Interaktionen und wandeln Sie diese in Erfahrungen um.

88. Frage: Wie wird rund um die Menschen mit Demenz kommuniziert?

Wie wichtig die Kommunikation mit Menschen mit Demenz ist, wissen Sie. Aber Sie werden festgestellt haben, dass Sie viel Zeit mit Gesprächen über den Betroffenen verbringen.

Jeder Betreuende muss mit Angehörigen, Ärzten und Kontrollinstanzen wie dem MDK oder der Heimaufsicht ebenso kommunizieren können wie mit den Betroffenen selbst. Das stellt, neben der besonderen Herausforderung der Kommunikation mit Menschen mit Demenz, eine weitere Anforderung an Ihre kommunikative Kompetenz, besonders im Bereich »Konfliktmanagement«.

Die Kommunikation rund um die Betreuung kostet Zeit. Ärzte sind telefonisch schlecht erreichbar, da kann es schnell passieren, dass Sie den Anruf nach dem dritten vergeblichen Versuch vergessen haben. Ein weiterer großer Faktor betrifft die Gespräche mit Angehörigen. Es ist natürlich wichtig, sie in die Betreuung mit einzubeziehen und ihre Anliegen ernst zu nehmen, anderseits müssen Sie sich teilweise klar abgrenzen, um Ihre Arbeit erledigen zu können.

Letztendlich lässt sich sagen: gut kommuniziert ist halb gewonnen. Wenn Sie keine Zeit für ein Gespräch mit einem Angehörigen haben, sagen Sie ihm das und vereinbaren Sie einen Termin. Je klarer Sie im Umgang sind, desto größer ist die Chance, eine zufriedenstellende Lösung zu finden. Das Zeitmanagement spielt auch hier eine große Rolle. Telefonate oder andere Gesprächszeiten müssen gut geplant sein, damit sie nicht unnötig Zeit kosten.

89. Frage: Wie wichtig ist es, sich selbst zu belohnen?

Wenn Sie eine Situation gut gemeistert haben, dann loben Sie sich auch selbst. Es ist nicht selbstverständlich, alles richtig gemacht zu haben. Unglücklicherweise sind wir alle eher fähig, lange über Misslungenes nachzudenken. »Es entstehen viele Situationen, in denen es keine Ideallösung gibt und die die Betreuungsperson mit Gefühlen der Unzulänglichkeit und Schuld zurücklassen.«[47] Selbstkritik ist nicht schlecht. Quälend wird sie

---

[47] Kitwood 2000, S. 175

dann, wenn Sie nichts haben, was Sie als Gegengewicht einsetzen können. Dabei gibt es viele Situationen, die ein gutes Gefühl bei Ihnen hinterlassen und in denen die Interaktion für alle Beteiligten locker und gelöst war. Genießen Sie das und reflektieren Sie, woran es gelegen hat, damit Sie diese Szenen möglichst wiederholen können. Dann lassen sich schlechte Tage auch besser überstehen.

Kleine Erfolge sind auch Erfolge und sollten als solche gewertet werden. Eine Beziehung zu einem Menschen mit Demenz aufzubauen, ist zumeist nur mit kleinen Schritten möglich, aber jeder Schritt, den man aufeinander zugeht, ist ein Erfolg.

90. Frage: Wie können Sie ihren eigenen Kommunikationsstil entwickeln?

Einen eigenen Kommunikationsstil zu entwickeln, bedeutet zum einen, sich auf die Suche zu machen und bereit zu sein, Neues zu lernen, sich zu hinterfragen und sich weiterzuentwickeln. Auch Unsicherheit ist eine Qualität, aus der man lernen kann und die einen wachsen lässt. Es ist also alles andere als Routine und Stillstand. Und es bedeutet zum anderen, Sicherheit im Alltag zu gewinnen, Professionalität und kommunikative Kompetenz zu entwickeln. Sie arbeiten nicht in einem Autokonzern und setzen Einzelteile zu einem Motor zusammen. Sie treten in Beziehung mit dem Hilfebedürftigen, wenn Sie ihrer pflegefachlichen Arbeit nachgehen. So wie Sie gelernt haben, eine Wunde zu versorgen, müssen Sie auch lernen, die emotionalen Wünsche und Bedürfnisse zu erfüllen. Das gehört zur Versorgung eines Menschen, der fremder Hilfe bedarf, dazu.

Wenn man in einer Institution arbeitet, hängt der eigene Kommunikationsstil auch von den Vorstellungen der Leitung ab. Lind spricht von einem »pflegerischen Vakuum«[48] wenn eine Institution sich einem Pflegemodell verschrieben hat und dann die »Unvereinbarkeit der eigenen und erprobten Kommunikationsformen mit denen des personenzentrierte Ansatzes« verquickt und »die Pflegenden … in ein Dilemma«[49] führt. Betreuende werden also kaum über eine erfolgreiche Aktion sprechen, wenn sie

48 Lind 2007, S. 19
49 ebd.

nicht in das propagierte Konzept passen. So viel Ehrlichkeit, wie man den kognitiv beeinträchtigten Menschen entgegen bringt, sollte man auch im Arbeitsalltag zeigen. Theorie und Praxis liegen manchmal weit auseinander. Das Wohlbefinden des Betroffenen sollte Priorität vor jedem Pflege- oder Versorgungsmodell haben. Wenn das für pflegerische Handlungen gilt, muss es konsequenterweise auch für Kommunikationsmodelle gelten.

Ihr individueller Stil entsteht aus theoretischem Wissen, Praxiserfahrung, Offenheit, Flexibilität, Authentizität, Neugier, Reflektionsfähigkeit und Ihrem Temperament. Sie sind in der Lage, eine ehrliche, zugewandte und professionelle Beziehung aufzubauen und Ihr Gegenüber in jeder Situation als einzigartige Persönlichkeit anzuerkennen. Je häufiger und gründlicher Sie Situationen reflektieren und aus ihnen lernt, umso besser können Sie sich weiter entwickeln. Bleiben Sie bereit, zu lernen und sich zu verändern und wecken Sie Ihre kreativen Geister!

8 ETHIK UND KOMMUNIKATION

Die christlich-humanistische Ethik orientiert sich an der Freiheit des Menschen und an seinem freien Willen. Ihre ethischen Grundwerte sind entscheidend für die Kultur des Umgangs, den Sie von Mensch zu Mensch pflegen. Jeder Mensch hat das Recht auf die Achtung der Würde, das Selbstbestimmungsrecht und einen respektvollen Umgang, unabhängig von seiner Lebensgeschichte, seinen Fähigkeiten, seiner Religion, Hautfarbe oder Herkunft.

Frage 91: Warum ist die Definition einer ethischen Grundhaltung so wichtig?

Ethik im pflegerischen Bereich betrifft Situationen, die mit Würde, Selbstwertgefühl, Anerkennung der Bedürfnisse, Akzeptanz der Autonomie und Nähe zu tun haben. In Pflegesituation unterschreiten Sie die Individualdistanz eines Menschen und begeben sich in Bereiche, die intim und tabu sind. Es liegt in Ihrer Verantwortung, mit diesen Situationen gewissenhaft umzugehen und niemanden in eine würdelose Situation zu bringen oder bloßzustellen.

Deshalb ist es wichtig, dass Sie eine ethische Grundhaltung finden bzw. für sich definieren. Dann können Sie als Betreuende guten Gewissens agieren und sicher sein, dass Ihr Handeln niemandem zum Nachteil gereicht – zumindest nicht vorsätzlich. Ihnen ist klar, dass Sie mit Menschen zu tun haben, die abhängig von Ihnen, Ihren Fähigkeiten, Ihren Stimmungen und Ihrem Menschenbild sind. Wenn Sie hilfsbedürftige Menschen als überflüssige Senioren empfinden, die Ihnen das Leben schwer machen, werden Sie in dem Beruf keine Zufriedenheit finden und ebenso wenig die Menschen, mit denen Sie umgehen – sowohl Betroffene als auch Ihre Kolleginnen und Kollegen.

Aber auch wenn Ihnen klar ist, dass jeder Mensch in seiner Individualität wertvoll ist und Ihre Achtung verdient, sollten Sie sich trotzdem über Ihre Grundhaltung Gedanken machen. Das klingt vielleicht paradox, aber Sie müssen für sich überdenken, warum Sie etwas tun oder es unterlassen.

Diese Reflexionsmöglichkeit hilft Ihnen in schwierigen Situationen. Denn Sie sollen nicht nur für die Menschen, die Ihnen anvertraut sind, gut sorgen, sondern auch für sich selbst. Sie müssen wissen, wo Ihre eigenen Grenzen sind.

Stellen Sie sich die Frage, wie Sie behandelt werden möchten, wenn Sie sich selbst nicht mehr versorgen können. Was wäre Ihnen wichtig? Wenn Sie das für sich geklärt haben, überprüfen Sie Ihre Tätigkeiten dahingehend. Möchten Sie von sich selbst und Ihren Kolleginnen und Kollegen betreut werden? Gehen Sie respektvoll und wertschätzend mit Ihrem Gegenüber um? Was tun Sie für sich, um Trauer, Ärger, Scham und Ängste verarbeiten zu können?

Der Mensch mit einer kognitiven Beeinträchtigung »besteht« für Sie nicht nur aus seiner Erkrankung – er ist weiterhin eine Persönlichkeit, die es zu respektieren gilt. Die Reflexion der eigenen ethischen Werte gehört zu einer professionellen Arbeit dazu. Für die Betreuung von Menschen mit kognitiver Veränderung ist Respekt, Gewaltlosigkeit, professionelle Nähe und Wertschätzung unerlässlich.

92. Frage: Was sagt die Pflegecharta zu Pflegenden und Pflegebedürftigen?

Der Ethikkodex des Deutschen Berufsverbandes für Pflegeberufe (DBfK) hat vier Grundelemente als Standard ethischer Verhaltensweisen benannt. Darin heißt es u. a. »Bei ihrer beruflichen Tätigkeit fördert die Pflegende ein Umfeld, in dem die Menschenrechte, die Wertvorstellungen, die Sitten und Gewohnheiten sowie der Glaube des Einzelnen, der Familie und der sozialen Gemeinschaft respektiert werden.«[50] Die berufliche Verantwortung bezieht sich also auf den Pflegebedürftigen. »Untrennbar von der Pflege ist die Achtung der Menschenrechte, einschließlich dem Recht auf Leben, auf Würde und auf respektvolle Behandlung.«[51]

Diese Pflegeethik bietet eine Orientierungshilfe bei Entscheidungen und bei der Überprüfung von Handlungen. Sie stellt das Wohlergehen des Menschen in den Mittelpunkt und macht Mut, sich zu ethischen Fragenstellun-

[50] ICN-Ethikkodex für Pflegende, 2000
[51] ebd.

gen zusammen zu setzten und zu diskutieren. Vielleicht auch, um ungewöhnliche Entscheidungen zu treffen und sich mit Fantasie und Kreativität auf neue Begegnungen einzulassen.

93. Frage: Hat die Betreuungskraft eine Verantwortung im kommunikativen Prozess?

Ja! Als Betreuungskraft haben Sie die Verantwortung für das Gelingen der Versorgungs- und Betreuungssituation, die Atmosphäre und das Wohlbefinden des Betreuten. Sie sind verantwortlich für die Gesprächsführung und beeinflussen in erheblichen Umfang den Verlauf und den Ausgang eines Gesprächs. Sie entscheiden, ob Sie Ihr Gegenüber Ernst nehmen oder ihn wie ein Kleinkind behandeln. Sie entscheiden, ob Sie die Autonomie des zu Versorgenden nicht nur berücksichtigen, sondern aktiv in den Betreuungsprozess mit einbeziehen. Der Mensch mit Demenz ist Ihnen verbal wahrscheinlich nicht mehr gewachsen, daher müssen Sie die Gesprächssituation mit Geduld und Fingerspitzengefühl angemessen führen. Für den demenziell Erkrankten bedeutet jedes Gespräch eine individuelle Beschäftigung mit ihm und seinen Bedürfnissen.

Ihre Verantwortung zeigt sich ebenfalls in pflegerischen Grenzsituationen. Gerade Menschen mit beginnender Demenz empfinden Scham. Sie werden inkontinent, kleckern beim Essen und Trinken und können sich schlecht konzentrieren. Sie müssen sich vor anderen ausziehen, ihr Intim bereich ist öffentlich und die Konsistenz des Stuhlgangs interessiert plötzlich auch andere. Zu diesem Schamgefühl kommt der Verlust von Fähigkeiten. Fähigkeiten, die am gesellschaftlichen Leben teilhaben ließen und die nun nicht mehr abrufbar sind. Dieser Verlust führt zu Trauer und Unverständnis. All das sorgt dafür, dass das Selbstwertgefühl massiv leidet – ob bewusst oder unbewusst.

Es ist Ihre Aufgabe als Betreuungskraft, diese Gefühle taktvoll aufzufangen. Sie haben die Macht, den Betreuten professionell durch unangenehme Situationen zu begleiten. Überbrücken Sie peinliche Situationen mit Mitgefühl, mit Humor, wenn es angemessen ist, mit Sachlichkeit und mit Freundlichkeit und Wertschätzung. Zeigen Sie Verständnis und spenden Sie Trost, mit liebevollen Worten und Gesten. Ein Hauptbestandteil Ihrer kommunikativen Arbeit und Verantwortung ist letztendlich der Umgang mit Emotionen.

94. Frage: Gibt es einen Zusammenhang zwischen Kommunikation und Macht?

Machtausübung wird zumeist mit politischer Herrschaft oder körperlicher Gewalt in Zusammenhang gebracht. Das auch Sprache ein Machtmittel sein kann, liegt vielleicht nicht gleich auf der Hand. Nach dem Soziologen Max Weber[52] bedeutet Macht, die Möglichkeit, in einer sozialen Beziehung den eigenen Willen auch gegen das Widerstreben einer anderen Person durchzusetzen. Diese Möglichkeit haben Sie als Betreuende.

Sie können die Wünsche des Menschen mit Demenz ignorieren. Sie können so schnell oder so undeutlich sprechen, dass Ihr Gegenüber Ihnen weder akustisch noch inhaltlich zu folgen vermag. Sie können Wünsche bewusst falsch verstehen und Rufe ignorieren. Sie können ihre Stimme lauter, ungeduldig und schärfer werden lassen. Sie können Fachausdrücke benutzen oder Sie können sich abwertender Bemerkungen wie »Ach, die schon wieder!« bedienen. Auch die nonverbale Kommunikation eignet sich für Machtdemonstrationen: abfällige Gesten oder hoch gezogene Augenbrauen sind leise, aber deutlich.

Es wird Tage geben, an denen es Ihnen nicht gut geht, an denen Sie sich überfordert oder hilflos fühlen. Sie werden reizbar, vielleicht sogar aggressiv. Das sind Situationen, in denen es leicht zu Machtmissbrauch kommen kann. Das sind Tage, an denen Sie sich ruppiger als sonst verhalten und Sätze sagen wie »Nicht schon wieder! Das habe ich Ihnen schon drei Mal gesagt.«

Bleiben Sie ehrlich zu sich selbst und gehen Sie offen damit um. Sie können auch einem erkrankten Menschen sagen, dass es Ihnen heute nicht gut geht, oder dass Sie sich über die Familie geärgert haben und dass Sie eine Pause benötigen. Sprechen Sie auch mit Ihren Kolleginnen und Kollegen offen und zwingen Sie sich nicht zu etwas, das heute nicht geht. Wenn diese Probleme allerdings häufiger auftreten, müssen Sie zum Wohl der Menschen, die Ihnen anvertraut sind und zu Ihrem eigenen Schutz professionelle Hilfe in Anspruch nehmen.

---

52 vgl. Weber 1922

95. Frage: Wie kann man der Missbrauchsgefahr begegnen?

Wahrscheinlich haben Sie Ihren Beruf mit hohen moralischen Werthaltungen begonnen und sich ein vertrauensvolles, angenehmes Verhältnis zu den Pflegebedürftigen gewünscht. Früher oder später landen Sie aber auch Sie in der Realität mit ihrem Zeitmangel, ihren Teamkonflikten, den herausfordernden Situationen etc. Das wird – bei aller Mühe und Disziplin – nicht ausbleiben.

Wir sind keine Übermenschen und Fehler passieren. Aber sie sollten nicht zweimal passieren. Wenn Sie merken, dass Sie an Ihre Grenzen kommen bzw. die schon überschritten sind, gehen Sie aus der Situation, atmen Sie einmal durch, besinnen sich auf die eigenen Fähigkeiten und starten Sie neu durch.

Bei Menschen mit Demenz erhalten Sie zumeist eine zeitnahe und ungefilterte Reaktion auf Ihre Handlungen. Auch wenn Sie in bester Absicht etwas getan oder gesagt haben, kann es passieren, dass die Reaktion anders ausfällt als von Ihnen erhofft. Somit ist es durchaus möglich, dass auf einen ungeduldigen Einsatz von Ihnen eine prompte Reaktion des Betroffenen erfolgt. Das sollte Sie auf jeden Fall zum Innehalten motivieren und nicht dazu, in diesem Tenor weiter zu arbeiten.

96. Frage: Wie geht man mit Fehlern um?

Offen und ehrlich, denn Irren ist menschlich! Wenn Ihnen als Betreuende ein Fehler unterläuft, ist das zunächst also nur menschlich. Die Versorgung von pflegebedürftigen Menschen ist eine verantwortungsvolle Aufgabe, die nicht immer fehlerfrei durchzuführen ist. Wenn ein Fehler passiert, sollten Sie fragen, was und warum passiert ist:

- War es nur ein Versehen?
- Geschah es aus Überforderung?
- Fehlten Ihnen Kenntnisse für diese Situation?
- Haben Sie in bester Absicht gehandelt?

Seien Sie ehrlich, sich selbst gegenüber und gegenüber anderen. Finden Sie den Mut, Betroffenen und Kollegen gegenüber Fehler einzugestehen. Nicht nur Sie selbst, sondern auch andere können aus Fehlern und den offenen Umgang damit lernen. Fehler zuzugeben bedeutet nicht automatisch, dass

Sie nicht mit Konsequenzen rechnen müssen. Aber zumeist ist der Nutzen, aus seinen Fehlern zu lernen, größer als der Schaden, der daraus entsteht.

Wenn in einer Versorgungssituation etwas falsch gelaufen ist, lassen Sie den Menschen nicht einfach stehen, sondern sagen Sie, dass Sie Hilfe holen werden oder entschuldigen Sie sich. Tun Sie, was immer die Situation erfordert, aber **sagen** Sie das auch. Ansonsten besteht die Gefahr, dass das Vertrauen zu Ihnen leidet.

Fehler können aber auch provoziert sein, weil Sie etwas ausprobieren mussten. Da ein Mensch mit Demenz durch seine Erkrankung nicht direkt sagen kann, was er möchte oder nicht, sind Betreuende auf aktives Zuhören, genaues Beobachten und Kreativität angewiesen. Natürlich ist ein Demenzerkrankter kein Versuchskaninchen, aber durch die oft unklare Bedürfnislage müssen die Beobachtungen und Vermutungen, die sich aus der Betreuung ergeben, auch umgesetzt werden und dazu gehört probieren. Dabei müssen Sie natürlich immer das Wohl des Betroffenen im Blick haben und dürfen nichts probieren, was ihm schaden könnte. Vor allem sollten Sie die Ergebnisse dokumentieren!

97. Frage: Wie ehrlich soll man mit Menschen mit Demenz umgehen?

Mit einem pauschalem ja oder nein ist es an dieser Stelle nicht getan. Soll man diese Frage ethisch oder fachlich beantworten? Ethisch gesehen darf man nicht lügen. Notlügen oder Komplimente, kleine Schmeicheleien etc. gehören durchaus zu unserem kommunikativen Repertoire. Diese Notlügen benutzen wir auch, um jemanden nicht zu verletzen. Warum muss also in der Demenz alles perfekter werden?

Wichtig ist es, dass Sie sich fragen, ob es wirklich eine Notlüge ist, um den Menschen nicht zu kränken oder wollen Sie sich nur die Betreuung erleichtern? Ist es wirklich eine Ausnahme oder die Regel? »Als Notlügen bezeichne ich … pflegerische Reaktionsweisen, die die Betroffenen gegebenenfalls würdevoll und ohne, dass sie das Gesicht verlieren, von dem ablenken, was sie nicht mehr können, falsch gemacht haben oder an pflegerischer Versorgung ablehnen.«[53]

---

[53] Sachweh 2008, S. 268

Immer die absolute Wahrheit zu sagen, würde bedeuten, den kognitiv beeinträchtigten Menschen ständig mit seinen Defiziten zu konfrontieren. Das heißt dauerhaftes Realitätsorientierungstraining, was sich aber in der Fachwelt nicht durchgesetzt hat. Das Gegenteil wäre, in der Welt des Erkrankten mitzugehen und ihn noch zu bestärken, indem Sie z. B. fragen, was die Mutter gerade kocht oder ob der Vater heute später nach Hause kommt, obwohl Sie wissen, dass beide bereits verstorben sind.

Wenn Sie das Wohlbefinden des Betroffenen im Sinn haben, liegt die Wahrheit irgendwo dazwischen. Die Notlüge sollte immer nur das letzte Mittel sein, das in der betreuenden Arbeit genutzt wird. Sie sollte nie genutzt werden, um sich die Arbeit zu erleichtern, sondern nur um die Not des Menschen mit Demenz zu lindern. »Für die Befürworter sind Notlügen keine Lügen, sondern angemessene Reaktionen auf die subjektive Welt der demenzkranken Menschen. (…) Manchmal sei es respekt- und würdevoller, die Wahrheit zu umschiffen, als das Gegenüber mit ihr zu konfrontieren.«[54] Wenn sich mit einer Notlüge Beschämung umgehen lässt, eine gefährliche Situation abwenden lässt oder Sicherheit gegeben werden kann, ist sie gerechtfertigt. Allerdings sollten Sie sich sehr gründlich überlegen, ob Sie Scheinwelten aufbauen und damit die Vorstellung von »falschen Tatsachen« forcieren, wie es z. B. bei Bushaltestellen in stationären Einrichtungen der Fall ist.

Je nach Phase der Demenz und nach Charakter des Betroffenen müssen Sie entscheiden, wie viel Ehrlichkeit möglich ist. Das sollte immer die erste Frage sein! Validation kann in vielen Situationen helfen. Manchmal kann aber auch ein Ansatz von Realitätsorientierung das Mittel der Wahl sein und bisweilen müssen Sie akzeptieren, dass Sie nicht helfen können, sondern nur beruhigen oder trösten.

Deshalb ist eine umfangreiches Theoriewissen wichtig, um ein breites Handlungsrepertoire zu haben. Sie müssen situativ entscheiden und dann weiter beobachten, um festzustellen, ob die Entscheidung richtig war. Sprechen Sie mit Kollegen und tauschen Sie Erfahrungen aus. Gerade wenn Sie den Menschen mit Demenz noch nicht lange kennen oder sich der Zustand verschlechtert hat und sich das Verhalten verändert hat.

---

54 Sachweh 2008, S. 276

Beispiel aus einer stationären Einrichtung

Eine Frau in der ersten Phase der Erkrankung wollte nach Hause, um für ihren Mann das Essen zuzubereiten. Versuche, ihr Thema aufzugreifen, brach die Frau nach einiger Zeit ab, indem sie feststellte, dass die Unterhaltung sehr nett sei, sie jetzt aber keine Zeit hätte und dringend anderweitig arbeiten müsste.
Ablenkungen mit Kaffee o. ä. führten zu Verärgerung, warum denn hier alle so dickfellig sein. Der nächste Versuch ging in Richtung Teil-Realität. Sie müsse erstmal hier bleiben. Dass der Ehemann längst verstorben ist, wurde nicht gesagt. Der Sohn sei im Urlaub (was stimmte) und bis er wieder zurück sei, müsse sie bleiben. Sie war empört über ihren Sohn und die kriminellen Methoden, aber sie blieb und ließ sich nach einiger Zeit wieder in ihren Wohnbereich begleiten. Dabei schimpfte sie zwar, ließ sich aber dann relativ schnell ablenken. Ihr wurde versichert, dass alle ihr nahe stehenden Personen über ihren neuen Aufenthaltsort informiert seien. Ihr wurde nicht gesagt, dass ihr Mann Bescheid wisse oder heute Abend zu Besuch käme. Diese Gespräche spielten sich täglich mehrmals vor der Haustür ab.
Die Mitarbeiter waren immer geduldig, freundlich und verständnisvoll. Mit der Zeit wurden die Auseinandersetzungen ritualisiert und gingen nicht mehr wirklich um das Verlassen des Hauses. Sogar eine offene Tür wurde schließlich ignoriert.
Die Mitarbeiter waren so ehrlich wie möglich, ohne die Frau mit der kompletten Realität zu konfrontieren. Es gab klare Aussagen betreffs der Örtlichkeit: Bis der Sohn zurück sei, müsse sie bleiben, weil er sich Sorgen um sie mache. Es wurde keine Märchenstunde aus der Situation, aber die Frau wurde auch nicht damit konfrontiert, dass ihr Mann schon lange nicht mehr lebt, die Kinder längst aus dem Haus sind und ihr Zuhause sehr verwahrlost war.

Schwierig ist das Handeln bei Halluzinationen, Wahnvorstellungen oder Wahrnehmungsstörungen. Auch da scheiden sich die wissenschaftlichen Geister und letztendlich muss jeder für sich und sein Gewissen entscheiden, wie er mit einem halluzinierenden Menschen mit Demenz umgeht. Wenn mit einer Notlüge die imaginären Spinnen oder der Mann unter dem Bett verscheucht werden können und der Mensch mit Demenz keine Angst mehr hat, dann ist diese Art des Umgangs gerechtfertigt. Aber auch in den Fällen sollte zunächst versucht werden, das Gefühl, hier: die Angst vor etwas oder jemandem, zu benennen und dann zu nehmen. Sagen Sie: »Sie haben Angst. Was können wir tun, damit es Ihnen besser geht?« Wenn das nichts hilft, müssen die Eindringlinge im Sinne des Wohlbefindens eben verscheucht werden.

98. Frage: Humor in der Betreuung – geht das?

Humorvolle Interaktion hat einen hohen Entlastungsfaktor. Sie kann eine schwierige Situation entspannen und einem Missgeschick die Peinlichkeit nehmen. Gemeinsames Lachen ist beziehungsfördernd, vermittelt Nähe und gibt das Gefühl, gemeinsam etwas erlebt zu haben. Lachen ist nicht nur für die Beziehung zwischen dem Menschen mit Demenz und Ihnen gut, auch gemeinsames Lachen mit den Kolleginnen und Kollegen hilft. Der Lachforscher Paul McGhee rät, sich im größten Stress eine Minute Auszeit zu nehmen und einfach zu lächeln.[55]

Für die Biografiearbeit ist das ebenfalls ein spannender Aspekt. Welchen Humor pflegt jemand? Lacht er gern und viel, mag er Wortspiele, mag er spitzfindigen, ironischen Humor oder hat er immer schon gern andere aufgezogenen? Humor bedeutet nicht, dass Sie sich bei einer Versorgungssituation vor Lachen biegen, sondern eher, dass Sie die Begegnung mit Witz, Gelassenheit, Situationskomik und Leichtigkeit gestalten. Sie müssen nicht zum Komiker werden.

Mit gemeinsamem Lachen und gemeinsam empfundener Situationskomik tragen Sie viel zur Lebensqualität eines Demenzerkrankten bei. Eine entspannte Betreuungsbeziehung mit der nötigen Prise Heiterkeit ist absolut positiv zu bewerten. Die Grenze des Humors ist dort, wo er verletzend, kränkend oder beleidigend wird. Der kompetente Umgang mit Komik verlangt Übung und Feingefühl, kann aber dafür auch viele Situationen entspannen und erleichtern. Der Verein HumorCare hat ethische Richtlinien für den Umgang mit Humor in Therapie und Pflege formuliert.[56]

Auch im Umgang mit Ihren Kolleginnen und Kollegen sollte Humor eine Rolle spielen. In dem Fall kann er als ein Ventil für die täglichen Erleb-

55 vgl. Hirsch 2005
56 www.humorcare.com (abgerufen am 20.02.2012)

nisse dienen. Vielleicht legen Sie ein Buch an, in dem schöne und humorige Erlebnisse mit Ihnen und den Betroffenen fest gehalten werden?

99. Frage: Wir, Sie oder Du?

Das in der Pflege oft benutzte »Wir« hält sich hartnäckig. »Wie geht's uns denn?«, ist ein alltäglicher Klassiker. Es handelt sich dabei um eine Anrede, mit der die Pflegekraft großmütig den Patienten/Klienten einbezieht. Es ist kein Wir, das wirklich existent ist. Kein »Wir gegen den Rest der Welt«. »Selbst wenn Sie es nett meinen – die Verwendung des Pflege-Wir ist unprofessionell und unnötig. Wer sich klar und verständlich ausdrücken möchte und noch dazu Wert auf einen würdevollen Umgang mit den BewohnerInnen legt, sollte versuchen, sich das Pflege-Wir so bald wie möglich wieder abzugewöhnen.«[57]

Das »Wir« sollten Sie möglichst weglassen und das »Du« wird auch nicht gern gehört. In unserem Kulturkreis ist es üblich, sich mit dem Nachnamen und »Sie« anzusprechen. Wenn sich zwei Menschen auf ein vertrautes »Du« und den Vornamen einigen, ist das eine einvernehmliche Absprache. Wenn diese Entscheidung nur von der Betreuungskraft getroffen wird, ist das ein Zeichen von Überlegenheit.

Warum benutzen Sie das »Du«? Ist es wirklich Nähe zu dem anderen? Der Soziologe Erving Goffman spricht von einem »unseriösen Gebrauch stigmatischer Anredeformen«.[58]

Wenn ein Bewohner oder Patient Sie siezt und Sie ihn duzen, dann stellen Sie sich auf eine höhere Stufe. Das ist wertend und respektlos. Ebenso verhält es sich mit Mischformen wie »Herr Lehmann, willst Du Tee?« Möchten Sie so angesprochen werden? Wahrscheinlich nicht.

Es kann sein, dass für die Betroffenen der Vorname vertrauter ist oder beruhigender wirkt als der Nachname. Dann lässt sich durchaus der Vornamen benutzen, aber man kann beim »Sie« bleiben. Probieren Sie auch, ob bei Frauen vielleicht der Geburtsname einen besseren Zugang bietet. Wenn sich eine Frau für ein junges Mädchen hält, erreichen Sie sie eventuell mit »Fräulein Beck« besser als mit dem Ehenamen.

---

[57] Sachweh 2006, S. 116
[58] Goffman 1994, S. 165

100. Frage: Wie fühlt sich ein hilfsbedürftiger Mensch und wie wirken Sie auf ihn?

Carol Bowlby-Sifton hegt »keinen Zweifel daran, dass sich Personen mit Demenz ein tiefes Gefühl ihres Selbst erhalten…«[59] Diesen Satz sollten Sie langsam lesen und sich seiner Konsequenzen bewusst werden: Wenn man so verletzlich ist, sind positive zwischenmenschliche Beziehungen ungeheuer wichtig. Weisen Sie also nicht zurecht oder schimpfen Sie, wenn jemand nicht mehr rechtzeitig bis zur Toilette kommt. Bieten Sie stattdessen die Begleitung bzw. die Erinnerung an einen Toilettenbesuch an. Nutzen Sie die Hilflosigkeit nicht aus, sondern bieten Sie einen ehrlichen, vertrauensvollen Kontakt an, in dem peinliche Situationen mit Humor oder Mitgefühl gelöst werden. Geben Sie dem Erkrankten Raum für seine Persönlichkeit und Gefühle. Seien Sie authentisch, denn Empathie, Ehrlichkeit und Respekt sind die Grundpfeiler für eine angenehme Begegnung. Diese Echtheit drücken Sie über Ihre nonverbalen Signale aus, selbst wenn Sie versuchen, verbal etwas anderes darzustellen. Die emotionale Kompetenz und das Verständnis für Körpersprache bleiben Menschen mit Demenz erhalten. Das müssen Sie in jedem Kontakt und in der Kommunikationssituation berücksichtigen.

Gehen Sie nicht wortlos und entschlossenen Schrittes auf einen Demenzerkrankten zu, damit versetzten Sie ihn wahrscheinlich in Angst und Schrecken. Achten Sie auf Ihre Gesten, damit Sie nicht als Bedrohung wirken. Das sind nicht nur Versorgungstipps, sondern Umgangsformen, die die Höflichkeit und der Respekt voreinander gebieten.

59 Bowlby-Sifton 2011, S. 16

LITERATUR

Ayaß, Ruth: Kommunikation und Gesellschaft, 2007. Stuttgart, Kohlhammer Verlag

Badura, Bernhard: Sprachbarrieren – Zur Soziologie der Kommunikation, 1971. Stuttgart-Bad-Cannstadt, Verlag Frommann-Holzboog

Berger, Peter/Luckmann, Thomas: Die gesellschaftliche Konstruktion der Wirklichkeit, 1994. Frankfurt/Main, Fischer Taschenbuch

Biermann-Ratjen, Eva/Eckert, Jochen/Schwartz, Hans Joachim: Gesprächspsychotherapie, 1989. Stuttgart, Kohlhammer Verlag

Bowlby-Sifton, Carol: Das Demenz-Buch, 2011. Bern, Verlag Hans Huber.

Buchmann, Klaus-Peter: Demenz und Hospiz, 2007. Wuppertal, der hospiz verlag

Deutscher Berufsverband für Pflegeberufe: ICN-Ethikkodex für Pflegende. 2000. Download unter www.dbfk.de

Feil, Naomi: Validation, 2002. München, Ernst Reinhardt Verlag

Fröhlich, Andreas: Basale Stimulation® – Das Konzept, 2008. Düsseldorf, Verlag Selbstbestimmtes Leben

Fuchs-Heinritz, W./Lautmann, R./Rammstadt, O./Wienold, H.(Hrsg.): Lexikon zur Soziologie, 1994. Opladen

Goffman, Erving: Stigma, 1994. Frankfurt/M., Suhrkamp

Gröning, Katharina: Entweihung und Scham, 2001. Frankfurt am Main, Mabuse-Verlag

Hametner, Ingrid: 100 Fragen zu Palliativ Care, 2011. Hannover, Brigitte Kunz Verlag

Hirsch, Rolf D.: Heitere Gelassenheit, in: Altenpflege 2/2005

Höller, Alfred/Neumann-Ponesch,Silvia: Gefühlsarbeit, 2008. Fachbeitrag Österreichische Pflegezeitschrift 12/08

HumorCare Deutschland e.V.: www.humorcare.com. Abgerufen am 20. 02. 2012

Kiefer, Bernd/Rudert, Bettina: Der Therapeutische Tischbesuch, 2007. Hannover, Vincentz Network

Kitwood, Tom: Demenz – Der personenzentrierte Ansatz im Umgang mit verwirrten Menschen, 2000. Bern, Verlag Hans Huber

Klee-Reiter, Barbara: Verständigung – die Bedeutung der Beziehungsgestaltung, 2006. In: Dokumentation der 4. Fachtagung der Deutschen Expertengruppe Dementenbetreuung in Bad Arolsen

Kojer, Marina Dr.: Ihre Sprache sprechen – ihre Signale richtig deuten, 2010. Vortrag

Kooij, Cora van der: Das mäeutische Pflege- und Betreuungsmodell, 2010. Bern, Verlag Hans Huber

Kooij, Cora van der: Ein Lächeln im Vorübergehen, 2007. Bern, Verlag Hans Huber

Lind, Sven: Demenzkranke Menschen pflegen, 2007. Bern, Verlag Hans Huber

Morris, Desmond: Der nackte Affe, 1999. München, Droemer Knaur

Paillon, Monika: Kultursensible Pflege, 2010. München, Ernst Reinhardt Verlag

Powell, Jennie: Hilfen zur Kommunikation mit Menschen mit Demenz, 2002. Köln. Kuratorium deutsche Altershilfe

Richard, Nicole: Wertschätzende Begegnung – Integrative Validation® (IVA) in: Dürrmann,

Peter: Besondere stationäre Dementenbetreuung, 2001. Hannover, Vincentz Verlag

Sachweh, Svenja: »Noch ein Löffelchen?«, 2006. Bern. Verlag Hans Huber

Sachweh, Svenja: Spurenlesen im Sprachdschungel, 2008. Bern, Verlag Hans Huber

Schützendorf, Erich: Die Macht der Worte, 2011. In: Altenpflege, 10/2011

Schwerdt, Ruth: Eine Ethik für die Altenpflege, 1998. Bern, Verlag Hans Huber

Seiwert, Lothar: Das neue 1 x 1 des Zeitmanagements, 2005. Offenbach, Gräfe und Unzer

Sowinski, Christine: Menschen mit Demenz erreichen: die besondere Bedeutung der Kommunikation für das KDA – Türöffnungskonzept, in: Menschen mit Demenz erreichen – Hilfen zur Kommunikation, 2004. KDA, Köln

Staack, Sven: Milieutherapie. 2004. Hannover, Vincentz Network

Watzlawick,P./Beavin,J.H./Jackson,D.D.: Menschliche Kommunikation. 1972. Bern, Hans Huber Verlag

Weber, Max: Wirtschaft und Gesellschaft, 1922. Tübingen

Wojnar, Jan: Die Welt der Demenzkranken, 2007. Hannover, Vincentz Verlag

REGISTER

FSC
www.fsc.org
MIX
Papier | Fördert gute Waldnutzung
FSC® C083411

Zeitfracht Medien GmbH
Ferdinand-Jühlke-Straße 7
99095 Erfurt, Deutschland
produktsicherheit@kolibri360.de